Eric MAZZAPICA

Suivis tardifs de grossesse en Guyane

Eric MAZZAPICA

Suivis tardifs de grossesse en Guyane

Issue de grossesse et facteurs socio-démographiques associés

Presses Académiques Francophones

Impressum / Mentions légales
Bibliografische Information der Deutschen Nationalbibliothek: Die Deutsche Nationalbibliothek verzeichnet diese Publikation in der Deutschen Nationalbibliografie; detaillierte bibliografische Daten sind im Internet über http://dnb.d-nb.de abrufbar.
Alle in diesem Buch genannten Marken und Produktnamen unterliegen warenzeichen-, marken- oder patentrechtlichem Schutz bzw. sind Warenzeichen oder eingetragene Warenzeichen der jeweiligen Inhaber. Die Wiedergabe von Marken, Produktnamen, Gebrauchsnamen, Handelsnamen, Warenbezeichnungen u.s.w. in diesem Werk berechtigt auch ohne besondere Kennzeichnung nicht zu der Annahme, dass solche Namen im Sinne der Warenzeichen- und Markenschutzgesetzgebung als frei zu betrachten wären und daher von jedermann benutzt werden dürften.

Information bibliographique publiée par la Deutsche Nationalbibliothek: La Deutsche Nationalbibliothek inscrit cette publication à la Deutsche Nationalbibliografie; des données bibliographiques détaillées sont disponibles sur internet à l'adresse http://dnb.d-nb.de.
Toutes marques et noms de produits mentionnés dans ce livre demeurent sous la protection des marques, des marques déposées et des brevets, et sont des marques ou des marques déposées de leurs détenteurs respectifs. L'utilisation des marques, noms de produits, noms communs, noms commerciaux, descriptions de produits, etc, même sans qu'ils soient mentionnés de façon particulière dans ce livre ne signifie en aucune façon que ces noms peuvent être utilisés sans restriction à l'égard de la législation pour la protection des marques et des marques déposées et pourraient donc être utilisés par quiconque.

Coverbild / Photo de couverture: www.ingimage.com

Verlag / Editeur:
Presses Académiques Francophones
ist ein Imprint der / est une marque déposée de
AV Akademikerverlag GmbH & Co. KG
Heinrich-Böcking-Str. 6-8, 66121 Saarbrücken, Deutschland / Allemagne
Email: info@presses-academiques.com

Herstellung: siehe letzte Seite /
Impression: voir la dernière page
ISBN: 978-3-8381-7691-8

A la mémoire de ma mère

A mon père

Mot de l'auteur :

Près de dix ans, jour pour jour, sont passés depuis la présentation de ce travail pour l'obtention de mon diplôme d'Etat de Docteur en Médecine. Les presses académiques francophones me font aujourd'hui l'honneur de l'éditer, et je les en remercie.

Que de chemin parcouru, depuis dix ans ! Et particulièrement par la Guyane, fascinante région de France dont l'évolution reste vertigineuse.

Voici donc le manuscrit initial, « tel quel », sans retouches ni adaptations, au risque de laisser paraître ses maladresses. Ce texte est un regard sur la Guyane que j'ai connue et qui m'a beaucoup appris. Puisse-t-il, aujourd'hui encore, alimenter le débat sur la prise en charge des grossesses, et susciter des vocations pour faire un nouveau point sur la situation actuelle !

Eric MAZZAPICA

Sommaire

INTRODUCTION

Chapitre 1 : Introduction

En 10 ans, la Guyane française a vu sa population augmenter de près de 40%, passant ainsi de 114 678 habitants recensés en 1990, à 157 213 en 1999 [29,33]. Malgré un ralentissement de son taux de croissance annuel (+3,6% chaque année pendant cette période), elle reste sur le plan démographique une région très dynamique, en tête par rapport aux autres Départements Français d'Amérique (DFA) (Tableau I). Son taux de fécondité (3,5 enfants par femme en âge de procréer) est sensiblement plus élevé qu'aux Antilles, et l'extrapolation des tendances observées durant la période 90-99 (à l'exception des taux de migration supposés nuls) conduirait en 2030 à un doublement de sa population [34].

Tableau I : Principaux indicateurs démographiques dans les DFA et en Métropole (*Etat civil*, INSEE)

	GUYANE	GUADELOUPE	MARTINIQUE	METROPOLE
Pop recensée en 1999	157 213	421 632	381 467	58 416 300
Accroissement de la pop 90-99	42 535	35 509	21 855	1 903 240
Taux de fécondité	3,5	2	1,8	1,7
Taux de natalité	31,75 p.1000	18,02 p.1000	16,05 p.1000	12,76 p.1000
Taux de mortalité	4,44 p.1000	5,84 p.1000	6,14 p.1000	9,16 p.1000
TAN*	2,73%	1,22%	0,99%	0,36%
TAN* total (+migrations)	3,57%	0,98%	0,66%	0,37%

* Taux d'accroissement naturel

Or, face à ce « boom » démographique, les indicateurs de santé relatifs à la périnatalité restent préoccupants (Tableau II, graphique 1) [16,46]. Selon l'INSEE, la Guyane accusait encore en 1998 un taux de mortalité périnatale de 19,8 p.1000 (contre 8,7 p.1000 en métropole), et les certificats de santé du 8è jour faisaient état d'un taux de prématurité de 13,4% (5 % en métropole). Ces taux sont les plus élevés des DFA.

Tableau II: Prématurité et Mortalité périnatale dans les DFA et en Métropole (*source : Info-Santé n° 8, juillet 2001 [44]* et *Etat civil,* INSEE)

	GUYANE	GUADELOUPE	MARTINIQUE	METROPOLE
Taux de prématurité (1999)	13,4%	11,8%	10,1%	5%
Mortalité périnatale (1998)	19,8 p.1000	12,5 p.1000	16,9 p.1000	8,7 p.1000
Mortalité périnatale (2000)	17,8 p.1000	15,3 p.1000	14,5 p.1000	6,5 p.1000*

* Données 1999

Graphique 1:Evolution de la mortalité périnatale en Métropole et dans les DOM (d'après [8], source INSEE, Etat civil)

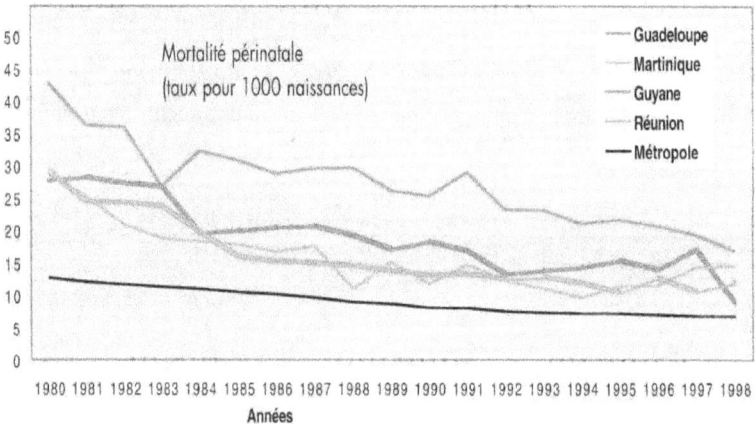

Dans le but d'améliorer ces résultats, l'identification des femmes à risques permettrait de mieux cibler et adapter les actions de prévention et les modalités du suivi de la grossesse.

Un certain nombre d'études ont montré une relation entre grossesses non ou mal suivies et morbidité-mortalité périnatales [2,10,16,25,27,35]. Une grossesse était généralement considérée comme mal suivie si le nombre de visites prénatales était inférieur ou égal à 3 et/ou si le suivi de la grossesse avait démarré tardivement. En France, on recommande de démarrer ce suivi au cours du premier trimestre de grossesse (la déclaration de grossesse devant être adressée aux organismes de Sécurité Sociale avant la 16è semaine d'aménorrhée) [3,19]. Or, ces études sont pour la plupart relativement anciennes, et aucune ne s'était déroulée en Guyane.

L'existence d'une association entre 1ère consultation prénatale (CPN) tardive et morbidité-mortalité périnatales permettrait aux cliniciens de repérer quasi-instantanément des femmes à risques, pour ainsi essayer d'établir avec elles un plan de suivi mieux adapté à leur contexte social.

La recherche d'une telle association constitue l'objectif principal de cette étude dont le type d'enquête, sur échantillon représentatif, permettra au préalable de dresser un état des lieux en Guyane. D'autre part, un suivi tardif de grossesse peut être « symptomatique » de conditions socio-démographiques qu'il sera utile de contribuer à mettre à jour.

Chapitre 2 : Protection prénatale : le cadre réglementaire français

La protection prénatale en France est régie par un ensemble de codes, lois et recommandations avec, pour finalité, une prise en charge *globale* de la mère et de son enfant, à la fois sur le plan biomédical, mais aussi sur le plan social par un certain nombre de mesures essentiellement incitatives [3,11,19,36].

A) Surveillance médicale de la grossesse

Sont obligatoires : 7 examens prénataux, et un examen post-natal dans les 8 semaines qui suivent l'accouchement.

La première consultation prénatale doit être effectuée par un médecin dans les 14 premières semaines de grossesse (soit avant 16 semaines d'aménorrhée). Elle permet d'établir le diagnostic et l'âge de la grossesse, son pronostic, un plan de suivi ultérieur, et donne lieu à une déclaration de la grossesse cautionnant l'accès à l'assurance maternité. Les visites seront ensuite mensuelles à partir du $4^{\text{è}}$ mois ; celles des $8^{\text{è}}$ et $9^{\text{è}}$ mois seront de préférence adressées à l'équipe responsable de l'accouchement.

Une consultation préanesthésique est conseillée dans tous les cas, elle devient obligatoire en cas de césarienne programmée.

Un certain nombre d'examens biologiques sont exigés, d'autres proposés systématiquement ou de manière plus ciblée. Leur périodicité est réglementée (Tableau III).

On recommande également la pratique de trois échographies : la première, dite « échographie de datation », sera effectuée autour de 12 semaines d'aménorrhée (SA); la seconde, « échographie morphologique », autour de 22 SA ; et la dernière, vers 32 SA. En fonction du contexte et sur entente préalable, peuvent être prescrites des échographies supplémentaires.

Tableau III : Calendrier des examens biologiques obligatoires de la grossesse (tiré de [36])

1er examen	*Première grossesse*	• Détermination du groupe sanguin (ABO Rhésus Phénotype complet et Kell) Si la patiente ne possède pas de carte de groupe sanguin complète : 2 déterminations
	Dans tous les cas	• Dépistage de la syphilis • Sérologie de la rubéole et de la toxoplasmose en l'absence de résultats écrits permettant de considérer l'immunité comme acquise • Recherche d'anticorps irréguliers, à l'exclusion des anticorps dirigés contre les antigènes A et B ; si la recherche est positive, l'identification et le titrage des anticorps sont obligatoires
A partir du 2è examen	*Si l'immunité n'est pas acquise*	La sérologie toxoplasmique est répétée tous les mois
4è examen 6è mois		• Dépistage de l'antigène Hbs • Numération globulaire • Recherche d'anticorps irréguliers chez les femmes Rhésus négatif ou précédemment transfusées
6è ou 7è examen		2è détermination du groupe sanguin ABO, Rhésus standard si nécessaire
6è et 7è examens 8è et 9è mois		Chez les femmes Rhésus négatif ou précédemment transfusées, recherche d'anticorps irréguliers

Une recherche de sucre et de protéines dans les urines doit être faite à chaque examen.
La recherche d'anticorps anti-VIH1 et anti-VIH2 doit être proposée obligatoirement à toutes les patientes.
La recherche d'anticorps anti-VHC à toutes les femmes présentant un facteur de risque.
La recherche d'anticorps anti-HTLV1 et anti-HTLV2 aux populations à risque : Caraïbes, Afrique noire, Japon, Asie du Sud-Est.

Les frais relatifs à l'ensemble de ces examens cliniques et complémentaires sont pris en charge par l'assurance maternité.

B) L'assurance maternité

Quel que soit le terme de la première consultation de grossesse, la déclaration de grossesse qui en découlera permettra aussitôt d'accéder aux prestations de l'assurance maternité, avec toutefois une pénalité si cette consultation a été effectuée après le premier trimestre.

Peuvent bénéficier de l'assurance maternité : les assurées sociales ; ainsi que les partenaires, conjointes ou enfants d'assurés sociaux dont elles sont à charge totale.

Pour les **prestations en nature**, l'ouverture des droits est conditionnée par la justification de 60 heures de travail réalisées pendant un mois ; à défaut, si elle ne bénéficie d'aucune couverture sociale, la future mère devra s'affilier à la Couverture Maladie Universelle (CMU) de base. Ces prestations en nature comprennent les 7 examens prénataux, l'examen postnatal, 8 séances de préparation à l'accouchement, les honoraires d'accouchement, les frais de séjour hospitalier (12 jours au maximum), et, sur entente préalable : l'amniocentèse, et 10 séances de rééducation abdominale. Tous les frais occasionnés sont remboursés à 100% sur la base du tarif sécurité sociale. A partir du 6e mois, tous les soins (en rapport ou non avec la grossesse) sont pris en charge à 100% (sauf les médicaments remboursables à 35%) ; les 3 échographies recommandées le sont à 65% avant 6 mois, à 100% après.

Les **prestations en espèces** correspondent aux indemnités journalières liées au congé maternité, et ce, dans la limite du plafond de la Sécurité sociale. Elles sont imposables. Elles sont versées pour un arrêt de travail minimal de 8 semaines à condition que la femme ait été immatriculée 10 mois avant la date présumée de l'accouchement et que 200 heures de travail aient été réunies pendant 3 mois. La durée du congé maternité dépend du nombre d'enfants à charge ou nés viables, ainsi que du nombre d'enfants attendus (Tableau IV). Si l'accouchement a lieu avant la date présumée, la durée globale du congé maternité reste inchangée (la portion « non-prise » de congé prénatal est cumulable au congé postnatal). En revanche, si l'accouchement a lieu après la date présumée, la durée du congé postnatal ne varie pas, et les indemnités relatives au congé prénatal sont versées jusqu'au jour de l'accouchement.

Tableau IV: Congés de maternité (tiré de [36])

Types de grossesse		Période prénatale (en semaines)	Période postnatale (en semaines)	Durée totale du congé (en semaines)
Grossesse simple	L'assurée ou le ménage a moins de 2 enfants	6	10	16
	L'assurée ou le ménage assume déjà la charge d'au-moins 2 enfants ou l'assurée a déjà mis au monde au-moins 2 enfants nés viables	8*	18	26
Grossesse gémellaire		12**	22	34
Grossesse triple ou plus		24	22	46

* La période prénatale peut être augmentée de 2 semaines au maximum sans justification médicale, la période postnatale est alors réduite d'autant.
** La période prénatale peut être augmentée de 4 semaines au maximum sans justification médicale, la période postnatale est alors réduite d'autant.
Si l'enfant est hospitalisé jusqu'à l'expiration de la 6è semaine suivant l'accouchement, l'assurée peut demander le report à la date de la fin de l'hospitalisation de l'enfant de tout ou partie de la période d'indemnisation à laquelle elle peut encore prétendre.

Aides de la Caisse d'allocations familiales :

La Caisse d'allocations familiales propose également, parfois selon les revenus, un certain nombre de prestations en espèces : ainsi, l'allocation jeune enfant est versée selon les ressources ; les allocations familiales, sans conditions de ressources et à partir du 2$^\text{è}$ enfant ; l'allocation parent isolé, pour les femmes seules avec peu ou pas de moyens ; le revenu minimum d'insertion, pour les femmes de moins de 25 ans ne bénéficiant pas de l'allocation parent isolé.

C) Femme enceinte et travail :

Concernant la réglementation relative au travail, une femme n'est pas tenue d'informer de sa grossesse lors d'un entretien d'embauche ; en cas de travail lourd ou pénible, elle peut demander à changer de poste ; enfin, elle est protégée de tout risque de licenciement jusqu'à 4 semaines après la reprise du travail.

D) Conclusion :

La France dispose ainsi d'un « arsenal » de mesures visant à promouvoir la santé périnatale. Car s'il est vrai que les progrès de la « biomédecine » s'avèrent nécessaires pour lutter contre la morbidité et la mortalité des mères et des enfants, ils n'en demeurent pas moins insuffisants : les facteurs d'ordre psychologique ou social doivent également être pris en compte. En 1991, avec une mortalité périnatale s'élevant à 8,2 p.1000, la France était classée au 13$^\text{è}$ rang des pays de l'OCDE. Le Haut Comité de Santé Publique, dans son rapport de janvier 1994, avait alors dressé un bilan sur la sécurité et la qualité de la grossesse et de la naissance ; l'une des propositions consistait au développement de la collaboration entre les différents partenaires [30]. Ces derniers ne doivent pas se restreindre aux seuls médecins libéraux et maternités, mais doivent au contraire inclure assistantes sociales, psychologues, et autres travailleurs sociaux formant par leur complémentarité de véritables réseaux de soins.

Suite à ce rapport, pour évaluer les pratiques, les nouveaux besoins, et pour orienter les nouvelles décisions, le gouvernement a adopté, à l'occasion du Plan de natalité d'avril 1994, une mesure de surveillance régulière des indicateurs de santé périnatale : en 1995 et 1998, deux enquêtes périnatales allaient ainsi être organisées [13,21,44,48].

Chapitre 3 : Le contexte guyanais

A) Le Pays :

Située au nord de l'Amérique du sud, la Guyane, département français d'outre-mer depuis mars 1946, constitue avec le Surinam (ex « Guyane hollandaise ») et le Guyana (ex « Guyane anglaise ») un ensemble géographique appelé « plateau des Guyanes » [6,45]. Elle partage à l'ouest une frontière naturelle avec le Surinam, le fleuve Maroni, tandis qu'à l'est, c'est le fleuve Oyapock qui la sépare du Brésil. Ses limites au sud sont mal définies, elles sont classiquement représentées par les légendaires monts « Tumuc-Humac ».

Sa position géographique lui confère un climat de type équatorial, marqué par une « petite saison des pluies » (de mi-novembre à février) précédant le « petit été de mars » ; puis, d'avril à juillet, s'installe la « grande saison des pluies » ; enfin, une « grande saison sèche » viendra achever ce cycle.

Avec ses 84 000 kms^2, la Guyane représente 1/6e de la superficie de la France hexagonale (figure 1); mais les 9/10e de cet espace sont recouverts de forêt. Si bien que, derrière une densité théorique de 2 habitants par km^2, se cache en réalité une répartition inégale de sa population, dont 80% se localise sur la zone côtière.

On oppose habituellement la zone côtière (ou « littoral ») à l'« Intérieur », par un niveau de développement très contrasté. Les communes dites de l'« intérieur » ne sont souvent accessibles que par voie fluviale ou aérienne, et cet enclavement géographique explique parfois l'absence (au mieux l'insuffisance) d'infrastructures, d'écoles, d'eau courante potable, d'électricité, de moyens de communication. Or, ces communes de l'intérieur, qui comptent aujourd'hui 20% des habitants de Guyane, correspondent à des zones de développement démographique très important.

Figure 1: 1/6^{è} de la superficie de l'hexagone (tiré de « Atlas de France », vol. 13 : *Les Outre-mers*, la Documentation Française)

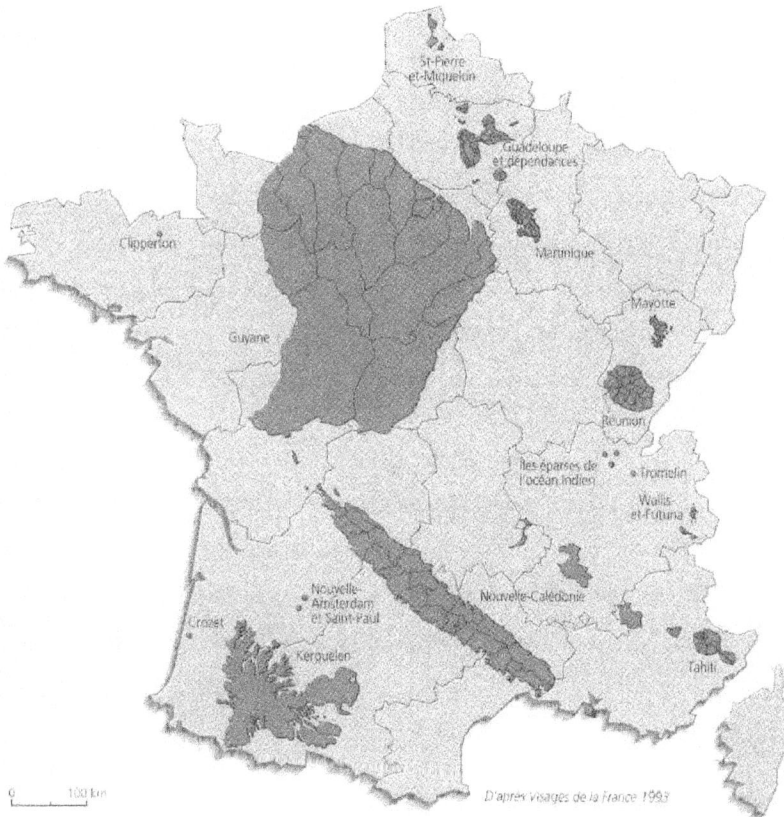

La part des moins de 20 ans constituait dans la région en 1999 près de 46% de la population (alors qu'elle n'en atteignait que le quart en France hexagonale) ; et cette même année, on comptait quelques 62000 actifs dont 30% au chômage [22].

B) Les populations (figure 2) :

La population de Guyane apparaît comme un ensemble de communautés souvent cloisonnées et très distinctes, notamment par leur histoire et leur rôle dans l'économie.

Si les différentes tentatives de peuplement au cours de trois siècles de période coloniale se sont soldées par un échec, le passage à la départementalisation a profondément bouleversé la donne, la Guyane étant devenue aujourd'hui une « traditionnelle terre d'accueil ». Stabilité politique, prospérité économique (fût-elle factice, puisque résultant des indispensables perfusions françaises), perspectives européennes, contribuent à expliquer une part d'étrangers atteignant en 1999 le tiers des habitants.

Les **Créoles** forment le groupe le plus représenté, mais non majoritaire. Leur identité s'est reconstruite autour du métissage issu de la société esclavagiste. Leur mode de vie est essentiellement de type européen, ils occupent principalement des emplois administratifs. La tradition réapparaît néanmoins dans la langue créole, la cuisine, la musique, ou encore dans l'usage de plantes supposées médicinales...

Les **métropolitains** sont peu stables en Guyane ; souvent de passage plus ou moins bref, on les trouve surtout dans des postes administratifs, l'enseignement, la santé, l'armée ou encore le Centre National d'Etudes Spatiales.

Les **Amérindiens** sont estimés autour de 6000. Galibis, Arawaks, Palikurs sur la côte, Wayanas sur le haut-Maroni, Wayampis et Emerillons sur l'Oyapock, ces ethnies seraient le fruit de regroupements relativement récents succédant à une période où les Amérindiens avaient frôlé l'extinction. « Intégrés » ou « acculturés » sur la côte, ils conservent dans les communes de l'intérieur un mode de vie ancestral basé sur l'économie de subsistance. Mais la société de consommation ne connaît pas de limites et commence progressivement à s'étendre jusqu'aux villages les plus reculés.

Les **Noirs Marrons** ou **Bushi-Nenge**, estimés à 15000, occupent principalement les bords du Maroni. Mais en rapport avec un accroissement démographique important, ils s'établissent progressivement sur la côte, en particulier dans des quartiers souvent insalubres. Leurs ancêtres révoltés avaient fui l'esclavage –ce qu'on appelle le « marronnage »-. Un afflux important de réfugiés provenant du Surinam ont rejoint les rives françaises lors de la guerre civile des années 1980. Bonis, Djukas ou Saramacas, ils parlent des dialectes très proches, le « taki-taki », sorte de créole à base lexicale anglo-néerlandaise. Artistes, sculpteurs, transporteurs chevronnés (talentueux piroguiers capables de franchir les redoutables sauts du fleuve), ils vivent essentiellement d'agriculture sur brûlis, chasse et pêche, et ont reconstitué des sociétés matriarcales inspirées de la lointaine Afrique. On y déplore cependant beaucoup d'analphabétisme, même chez les jeunes, ainsi que les méfaits d'une scolarisation incomplète qui, à défaut de les éduquer, les détourne d'un savoir-faire traditionnel incontestablement plus profitable. Beaucoup d'élèves sont en effet contraints de quitter les bancs de l'école à partir du collège, ces établissements étant trop éloignés de leur commune, et les moyens de transport scolaire inexistants…

Les **Chinois** sont arrivés en Guyane au début du XX^è siècle, ils gèrent la plupart des commerces et se retrouvent souvent dans la restauration.

Les **Hmongs**, minorité ethnique ayant fui le Laos dans les années 1977, se sont installés dans les villages de Javouhey et Cacao. Aujourd'hui, ils tiennent une importance considérable dans l'économie guyanaise puisqu'ils en sont les principaux producteurs de fruits et légumes. Or, les jeunes semblent délaisser peu à peu ce secteur d'activité pour se tourner davantage vers les villes.

Les **Surinamais** représentent avec 38% la part des étrangers la plus importante (mais ce chiffre inclut les Noirs marrons présentés plus haut).

Les **Haïtiens** comptent pour 30% des étrangers en Guyane. Haïti figure parmi les pays les moins avancés du globe (avec ce que cela sous-entend en matière d'analphabétisme, de précarité et d'accroissement démographique), et sur le plan politique, une situation instable a succédé à une longue dictature. Les Haïtiens constituent une main d'œuvre sous-qualifiée occupant des emplois (parfois irréguliers) d'entretien des propriétés, jardins ou maisons. Une meilleure intégration des jeunes générations semble toutefois en marche, favorisée par une pratique courante du français et facilitée par l'école.

La part des **Brésiliens**, enfin, correspond à 15% des étrangers. Ils proviennent du « Brésil amazonien », région pauvre de ce « voisin géant ».

**Figure 2: Répartition géographique des différents groupes de populations (tiré de «
Atlas illustré de la Guyane », IRD Editions [6]).**

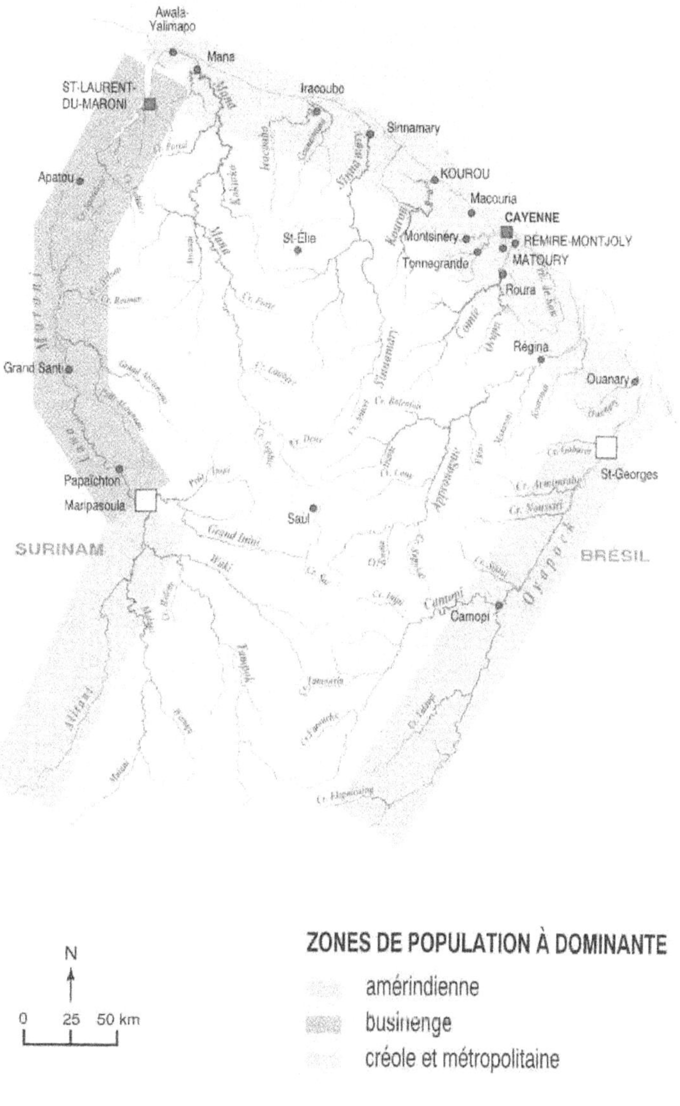

ZONES DE POPULATION À DOMINANTE

amérindienne

businenge

créole et métropolitaine

N

0   25   50 km

C) L'offre de soins en Guyane : Où faire suivre sa grossesse en 2000 ?

Si l'offre de soins paraît globalement déséquilibrée entre les DFA et la métropole, c'est incontestablement en Guyane que cette carence est le plus marquée [16,20]. Au 1er janvier 2000, on comptait ainsi une densité pour 100 000 habitants de 45 généralistes libéraux (contre 115 dans l'hexagone), 27 spécialistes libéraux (contre 86 en France métropolitaine) (Tableau V).

Tableau V: Densité des professionnels médicaux pour 100 000 habitants au 1er janvier 2000 (Source : DREES, fichiers ADELI des DDASS [20])

	GUYANE	GUADELOUPE	MARTINIQUE	METROPOLE
Généralistes	95	109	118	162
Généralistes libéraux	45	75	81	115
Spécialistes	64	90	94	170
Spécialistes libéraux	27	51	46	86

Le nombre de sages-femmes rapporté au nombre de femmes en âge de procréer paraît, quant à lui, faire exception à la règle, et il dépasse nettement celui de la métropole. Pourtant, lorsque l'on tient compte de la fécondité particulièrement élevée en Guyane, il retombe rapidement au plus bas (Tableau VI).

Tableau VI: Les sages-femmes au 1er janvier 2000 (selon DREES, enquête SAE 99 [20])

Sages-femmes	GUYANE	GUADELOUPE	MARTINIQUE	METROPOLE
Nombre	48	144	140	-
dont Hôpital	44	102	111	-
Densité p.100 000 femmes de 15 à 49 ans	117	126	138	98
Densité p.1000 naissances	11	20	26	19

Pour pallier au manque de médecins libéraux et plus particulièrement dans les communes les plus défavorisées, les centres et postes de santé (anciens « dispensaires ») associent des soins curatifs et préventifs (dont la protection maternelle et infantile) ; les curatifs sont organisés officiellement depuis le 1er janvier 2000 par le CHC, les seconds restant encore l'attribution du Conseil Général de Guyane. Ces centres manquent encore trop souvent de personnel qualifié et de matériel ; les pannes de téléphone sont aussi fréquentes que les déplacements des techniciens sont rares, et les coupures d'eau ou d'électricité peuvent être aujourd'hui encore des éventualités à craindre. D'autre part, cette « scission » entre soins préventifs et curatifs pose régulièrement de graves problèmes d'organisation et de répartition des tâches comme celle, par exemple, de l'entretien de locaux se dégradant parfois à vue d'œil.

Le secteur hospitalier, enfin, comprend 3 hôpitaux publics ou assimilés (Le Centre Hospitalier de Cayenne, le Centre Médico-Chirurgical de Kourou, Le Centre Hospitalier Franck Joly à Saint-Laurent du Maroni), 3 cliniques privées à Cayenne, et une maison de convalescence à Montsinery.

Le Tableau VII donne la densité des lits installés pour 1000 habitants et la part du privé dans cet équipement :

Tableau VII: Lits installés pour 1000 habitants et part du privé dans l'équipement au 1er janvier 2000 (selon DREES, enquête SAE 99)

Disciplines	Guyane		Guadeloupe		Martinique	
	Taux	% Privé	Taux	% Privé	Taux	% Privé
Médecine	1,92	30	2,12	34	2,73	1
Chirurgie	1,16	48	1,33	49	1,56	25
Gynéco-Obstétrique	0,84	35	0,60	45	0,55	22
Soins de suite	0,22	100	0,92	57	1,11	36

C'est en gynécologie obstétrique que la Guyane paraît le mieux équipée ; cet « avantage » n'est bien entendu pas sans rapport avec un taux de fécondité particulièrement élevé.

POPULATION, MATERIEL ET METHODES

Chapitre 4 : Population, Matériel et Méthodes

A) Population :

Une enquête rétrospective sur un échantillon de 500 femmes ayant accouché au Centre Hospitalier de Cayenne (CHC) a été réalisée dans le but de répondre à trois objectifs : tout d'abord, obtenir des informations d'ordre général sur les femmes enceintes, le déroulement de leur grossesse et l'issue de celle-ci ; ensuite, rechercher l'existence d'une association entre suivi tardif de grossesse et mortalité et/ou morbidité périnatales ; enfin, rechercher les facteurs socio-démographiques en rapport avec ce retard de suivi.

Du 1er janvier au 31 décembre 2000, on a enregistré 1980 accouchements au CHC, soit environ 40% des 5149 naissances déclarées pendant cette période en Guyane. Ces accouchements étaient numérotés de 1 à 1980 dans le Registre d'Issue de Grossesse (RIG) de l'hôpital, et un tirage au sort de 500 numéros d'accouchement différents a été effectué à l'aide du logiciel Microsoft-Excel™. Etaient de principe exclues les grossesses gémellaires (24 cas) pour ne garder que des observations indépendantes, ainsi que les accouchements sous X (1 observation), car aucune des informations recherchées n'était disponible. Deux numéros différents se rapportaient à la même personne venue deux fois la même année ; seul en a été conservé le premier. Enfin, le cas d'une grossesse obtenue par fécondation in vitro, laquelle s'était compliquée du syndrome d'hyper stimulation ovarienne, a été exclu en raison d'importants problèmes d'interprétation qu'il risquait de poser par la suite.

Au total, l'échantillon définitif comptait 473 femmes.

B) Recueil des données :

Les données étaient recueillies à partir du RIG, puis complétées (éventuellement corrigées) à l'aide des dossiers médicaux. Les informations d'ordre administratif, comme la présentation d'une attestation de couverture sociale au moment de l'accouchement, étaient transmises directement et aimablement par le Bureau des Entrées de l'hôpital. 65 dossiers médicaux étaient manquants au moment de l'enquête, quelques uns pour utilisation dans les services, les autres étant introuvables ou non archivés.

Certaines données n'étaient pas renseignées, comme le nombre de personnes au foyer, le nombre d'enfants à charge, l'utilisation d'une contraception (ancienne, voire au début de cette grossesse), le désir de la présente grossesse, ou encore la durée du séjour en Guyane pour les étrangères. Les informations disponibles étaient principalement d'ordre démographique, comme:

- l'âge
- la nationalité
- le niveau d'études
- la commune de résidence
- l'emploi de la femme
- son statut marital
- le travail du père
- la présentation d'une attestation de couverture sociale ;

elles étaient encore d'ordre médical, comme :

- les antécédents gynéco-obstétricaux
- la gestité
- la parité
- le tabagisme
- la consommation d'alcool ;

ou elles concernaient directement le suivi, le déroulement et l'issue de la grossesse :

- terme de la première consultation prénatale
- nombre de visites
- nombre d'échographies réalisées
- mode de suivi
- terme à l'accouchement
- mode d'accouchement
- poids de l'enfant à la naissance
- devenir immédiat de l'enfant.

Cas particuliers :

Initialement relevé comme une variable continue, l'**âge** (en années révolues) pouvait être considéré comme une variable à 3 classes comprenant les moins de 20 ans, les 20-34 ans et les plus de 34 ans –la classe servant de référence pour le calcul des Odds Ratios (OR) étant celle des 20-34 ans-. En revanche et dans un souci de simplification, lorsque cela était autorisé (après vérification par la méthode du maximum de vraisemblance), l'âge était présenté sous forme de variable dichotomique (après regroupement des « extrêmes »- moins de 20 ans et plus de 34 ans- classiquement reconnus « à risque » [32]).

La variable « **ethnie** » subira elle aussi tout au long de ces analyses un certain nombre de regroupements qui, peu légitimes *a priori*, semblent toutefois acceptables dans les conditions suivantes :

- les résultats obtenus diffèrent très peu d'une ethnie à l'autre, mais leurs intervalles de confiance sont trop larges ; le regroupement de ces ethnies permet d'obtenir des résultats voisins quantitativement mais plus précis ;

- regroupement préférentiel d'ethnies proches géographiquement (Noires marrons, Surinamaises, Guyaniennes devenant les « Autres Guyanes ») ou proches par le mode de vie (créoles et métropolitaines);
- la simplification (parfois extrême, en variable dichotomique) devait être permise par le test du maximum de vraisemblance (comparant des modèles nécessairement emboîtés);

Créoles et métropolitaines constituaient ensemble le groupe servant de référence.

Le **niveau d'études** figurant dans les dossiers médicaux était l'information la moins bien renseignée (donnée manquante dans 195 cas). Cette variable comprenait initialement 5 classes :

- pas d'études
- études primaires
- études secondaires (collège et lycée confondus)
- études techniques (CAP, BEP…)
- études supérieures

Lors des premières analyses, elle sera étudiée sous forme dichotomique (la catégorie de référence étant le niveau d'études ayant dépassé le primaire). En revanche, elle ne sera pas prise en compte dans les analyses multivariées car elle entraînerait des pertes d'informations beaucoup trop importantes. Cela risque bien entendu de maintenir un biais de confusion. A défaut, le niveau socio-économique (dont le niveau d'études est habituellement un bon indicateur) pourra être apprécié par les autres variables disponibles, telles que le travail de la femme [47], la présentation d'une attestation de couverture sociale, le lieu d'habitation, …

La distribution par commune de résidence n'allait pas pouvoir rester sous sa forme initiale. Des effectifs quasi insignifiants pour certaines communes ont imposé un regroupement par zones de résidence définies comme suit :

- une première zone correspond à la commune de Cayenne seule ;
- La seconde (libellée par commodité « IDC ») est formée par les communes immédiatement proches de Cayenne : Rémire-Montjoly et Matoury ;
- La troisième (« IDK ») comprend Kourou, Montsinery-Tonnegrande, Macouria, Sinnamary et Iracoubo ;
- La quatrième regroupe les communes du « proche » intérieur : Roura, Regina, Saint-Elie ;
- La cinquième représente les communes depuis Mana et Saint-Laurent du Maroni jusque Antecum-Pata (le « grand ouest ») ;
- La dernière, enfin, couvre les communes reliées par le fleuve Oyapock (Saint-Georges, Camopi-Trois Sauts).

Mais les règles d'analyse statistique allaient imposer des regroupements supplémentaires dont, finalement, le plus simple et le plus acceptable était de ne plus considérer que deux *zones géographiques* : le littoral et l'intérieur.

Le **statut marital** comprenait 3 classes au départ : vivant seule, en concubinage ou mariée. Des incertitudes concernant la part réelle des femmes vivant seules ont conduit à ne retenir finalement que deux classes (dont les proportions ont été confirmées par l'INSEE) : mariées ou célibataires.

Les **antécédents médico-obstétricaux** incluaient : les antécédents de mort fœtale in utero (MFIU), de fausse-couche spontanée (FCS), interruption volontaire de grossesse (IVG), interruption thérapeutique de grossesse (ITG), césarienne, menace d'accouchement prématuré (MAP), accouchement prématuré, mort néonatale, diabète (gestationnel ou non), hypertension artérielle (HTA), pré-eclampsie et éclampsie, grossesse extra-utérine (GEU), fécondation in vitro (FIV), hémorragie de la délivrance, et toute pathologie médicale chronique pouvant affecter la grossesse, son déroulement et son issue : lupus, infection par le VIH, troubles psychiatriques.

Comme pour l'âge et l'ethnie, la **parité** pouvait être considérée selon 3 catégories (nullipares, parité 1-3, parité >3), ou 2 (nullipares ou non) lorsque les résultats obtenus étaient quantitativement voisins, plus précis et équivalents (après vérification par la méthode du maximum de vraisemblance, les modèles comparés étant emboîtés).

Relevé dans le RIG, enfin, le **mode de suivi de grossesse** comportait initialement un ensemble de rubriques qui allaient devoir être simplifiées en 3 catégories:
- suivi en établissement public (PMI et/ou hôpital)
- suivi en médecine libérale
- suivi mixte (ou changement de l'une à l'autre de ces catégories pendant la grossesse)

Pour des raisons d'effectifs, cette première simplification s'est avérée elle-même insuffisante. Nous avons donc finalement regroupé suivis en libéral et mixte dans une même catégorie.

C) Analyse :

Les données étaient stockées dans Microsoft-Access™, puis analysées après conversion par le logiciel Stata7™ [23].

Les effectifs changeaient selon les variables considérées à cause des données manquantes. Les tests pratiqués étaient la comparaison de moyennes selon la loi de Student (laquelle rejoint la loi normale pour des échantillons de cette taille), ainsi que le chi2 pour la comparaison d'effectifs. Un test de tendance a également été utilisé. Le risque de première espèce alpha était classiquement supposé à 5%, et les tests, bilatéraux [15].

Les mesures d'association entre « maladie » et facteur(s) de risque(s) étaient préférentiellement exprimées en Odds Ratios en raison des analyses finales utilisant des modèles de régression logistique.

Au total, nous avons planifié cette étude en trois temps :

❖ d'abord, décrire notre échantillon dans sa globalité, effectuer des études de représentativité en comparant nos données à celles de l'enquête périnatale de 1998 en Guyane, ainsi qu'aux déclarations des naissances de l'année 2000 (fournies par l'INSEE); certaines de ces dernières analyses ont été effectuées par comparaison d'effectifs observés à des effectifs théoriques.

❖ ensuite, nous tenterons de répondre à la question : un suivi tardif de grossesse (après 16 SA) est-il facteur de risque de morbidité périnatale ? Nous rechercherons pour ce faire une association entre suivi tardif de grossesse et prématurité (naissance avant 37 SA), suivi tardif de grossesse et hypotrophie (poids de naissance inférieur à 2500 grammes), suivi tardif de grossesse et transfert du nouveau-né en réanimation néonatale, suivi tardif de grossesse et mode d'accouchement (voie basse normale versus césarienne/extraction instrumentale), par analyses multivariées utilisant des modèles de régression logistique. Cette étude sera réalisée sur naissances uniques *vivantes*.

Sélection des variables à inclure dans le modèle final :

Une pré-sélection des variables était effectuée par étude systématique de leur association à la « maladie » (par analyse univariée) ; les variables retenues étaient celles dont le degré de signification p était inférieur ou égal à 30%. D'éventuelles interactions avec l'exposition d'intérêt principal (première visite tardive) étaient recherchées par analyses bivariées (méthode de Mantel-Haenzsel). Dans un second temps, toutes ces variables intervenaient dans un modèle dont elles allaient ensuite être retirées progressivement à condition que leur coefficient ne différait pas significativement de 0 (procédure pas à pas descendante). L'âge et la parité étaient toutefois conservés de manière systématique.

❖ enfin, nous rechercherons des facteurs socio-démographiques ou médicaux associés à une première consultation prénatale tardive (sur échantillon total) [14,18,46].

RESULTATS

Chapitre 5 : Caractéristiques de l'Echantillon - Représentativité

A) Caractéristiques socio-démographiques des mères :

Age (N=472): L'âge moyen des mères était de 27,0 années, s'étalant de 14 à 46 ans. La proportion des moins de 25 ans atteignait 37,7 % dans notre échantillon ; elle était estimée en Guyane à 41,7% par l'enquête périnatale de 1998.

Les moins de 20 ans représentaient 17,4% du total, les plus de 39 ans 5,1% (graphique 2).

Graphique 2: Distribution des âges

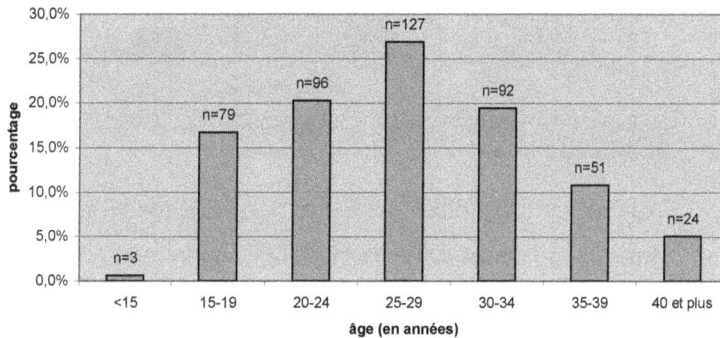

Ethnie (N=469) (graphique 3)*:* La distribution des femmes selon l'ethnie fait apparaître 4 groupes majoritaires, 2 groupes très minoritaires et 5 groupes « intermédiaires ».

Parmi les 4 groupes « majoritaires », 3 étaient prévisibles en raison de l'importante communauté qu'ils représentent sur la côte et l'Ile de Cayenne en particulier: les Créoles (29,6%), les Haïtiennes (19,8%) et les Brésiliennes (13,0%). Les Noires Marrons représentent quant à elles 10,4% des accouchées du CHC. Elles habitaient essentiellement sur le littoral ou les communes de Maripasoula et Papaïchton. Ces communes, géographiquement « reliées » à Saint-Laurent du Maroni (à peine moins de 300 kms par voie fluviale !), ont une liaison aérienne avec Cayenne. D'où ce rapprochement à priori surprenant.

Graphique 3: Répartition par ethnie

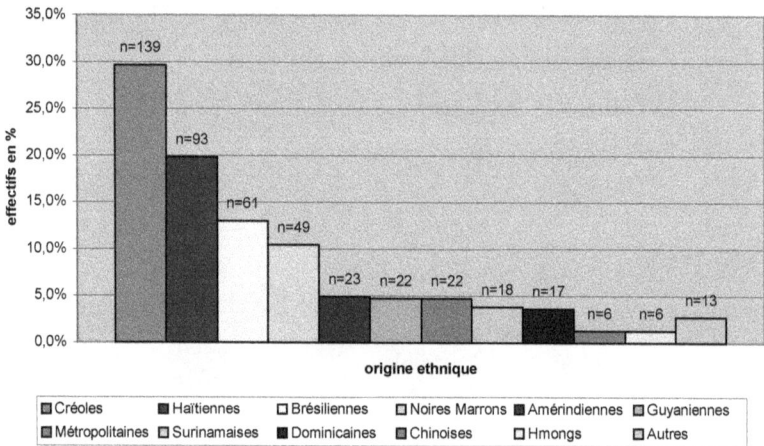

Les 2 groupes très minoritaires sont constitués par les Chinoises et les Hmongs : 6 femmes dans chacun de ces groupes, soit 1,3% du total. La question reste entièrement posée de savoir où et dans quelles conditions accouchent ces femmes.

Parmi les groupes « intermédiaires », les métropolitaines paraissent sous-représentées (4,7% des accouchées du CHC), ex aequo avec les Guyaniennes. Quant aux Amérindiennes (4,9% du total), elles habitent en quasi totalité sur la côte. Seules 5 (1,1%) sont originaires de zones très reculées comme Camopi ou Antecum-Pata. Elles avaient été adressées à Cayenne pour menace d'accouchement prématuré.

Zone de résidence (N=468) (graphique 4) *:* Les femmes habitant Cayenne représentent 54,5% des accouchées, et l'ensemble Cayenne/Ile de Cayenne (IDC) compte pour 78,9% du total. La proportion des femmes originaires de la zone Maroni atteint 10,3%. Viennent ensuite Kourou et sa région (IDK) : 5,6% ; puis les zones Oyapock et Interieur : 2,8% et 2,6% respectivement.

Graphique 4: Répartition selon la zone de résidence

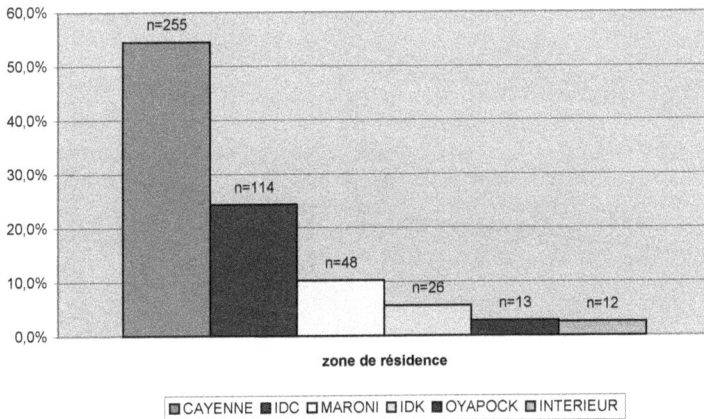

Niveau d'études (N=278) : Cette variable est assurément mal renseignée. Les présents résultats sont donc à considérer avec prudence. Il semble que la proportion de femmes ayant dépassé le primaire représente 68,3% des parturientes (190 femmes), et que 12,2% des femmes n'avaient jamais suivi d'études.

Statut marital (N=348) (graphique 5)*:* La proportion des célibataires (vivant seules ou en concubinage) s'élevait à 82,8% dans notre échantillon (288 cas), mais à 73,1% lors de l'enquête périnatale de

1998. C'est la catégorie des femmes vivant seules qui semble avoir le plus de poids : 46,6% du total (162 gestantes) dans la présente série, elles représentaient 27,9% en 1998.

Biais de sélection ? Mauvaise représentativité de notre échantillon ? Fluctuations d'autant plus importantes que la population source et l'échantillon sont petits ? Populations différentes ? Bien que le nombre de femmes enceintes vivant seules augmente chaque année, il ne peut pas être exclu que cette augmentation soit surestimée dans notre

Graphique 5: Statut marital des femmes

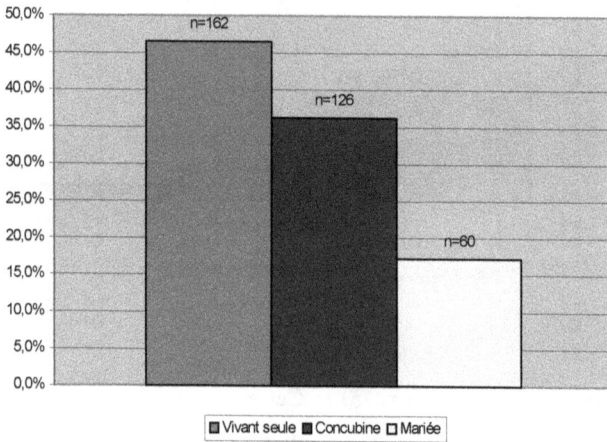

enquête.

Emploi régulier (N=454) : 95 femmes (20,9% des réponses obtenues) déclaraient exercer un emploi stable durant leur grossesse, elles étaient 25,8% selon l'enquête de 1998.

Couverture sociale (N=453) : 89 femmes (24,3%) n'avaient pas présenté d'attestation de couverture sociale au moment d'accoucher. En 1998, on estimait à 33,3% le nombre de celles qui n'avaient aucune couverture sociale.

Travail du père (N=324) : Le futur père exerçait un emploi stable selon 62,5% des femmes interrogées.

B) Habitudes comportementales et antécédents obstétricaux :

Tabac (N=347) et *Alcool (N=329)* : 89,9% des femmes déclaraient ne pas fumer (elles étaient 85,0% lors de l'enquête de 1998), et 97,6% de celles qui étaient interrogées disaient ne jamais boire d'alcool. Mais la fiabilité de ces réponses paraît discutable.

On relevait, parmi les *antécédents* les plus fréquemment signalés (sur 378 femmes):

- ❖ FCS : 76 cas (20,1%)
- ❖ IVG : 66 cas (17,5%)
- ❖ Césariennes : 42 cas (11,1%)
- ❖ hypertension gravidique : 19 cas (5,0%)
- ❖ enfants transférés en réanimation néonatale : 13 cas relevés (3,4%)
- ❖ enfants décédés dans la première année : 13 cas (3,4%), dont 10 (2,6%) le premier mois (ce chiffre exclut les enfants nés sans vie)
- ❖ MFIU : 7 cas identifiés (1,8%).

30 % des femmes accouchaient pour la première fois, tandis que les *parités* de rang 1 à 3 (non comprise la présente grossesse) comptaient pour près de 53 % du total (graphique 6)

Graphique 6: effectifs en % selon la parité

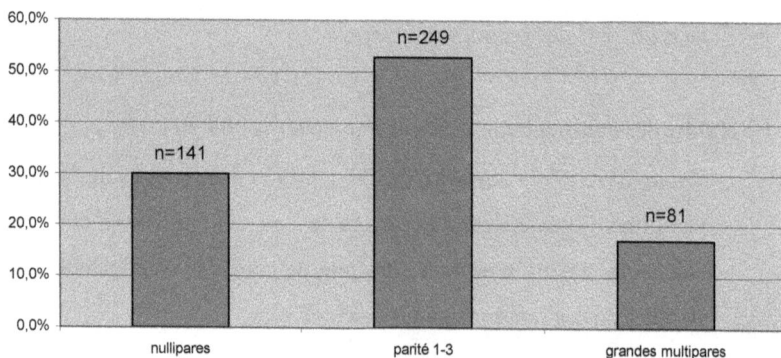

C) Suivi et déroulement de la grossesse :

54,5% des femmes avaient fait suivre leur grossesse avant 16 semaines d'aménorrhée (SA), 48,1% avaient consulté au-moins 7 fois (41,9% lors de l'enquête de 1998) et 55,6% avaient effectué au-moins 3 échographies. Les femmes consultaient préférentiellement en établissements publics (PMI et hôpital : 69% des parturientes, graphique 7).

12,6% avaient consulté moins de quatre fois, et 1,5% des femmes n'avaient aucune surveillance prénatale.

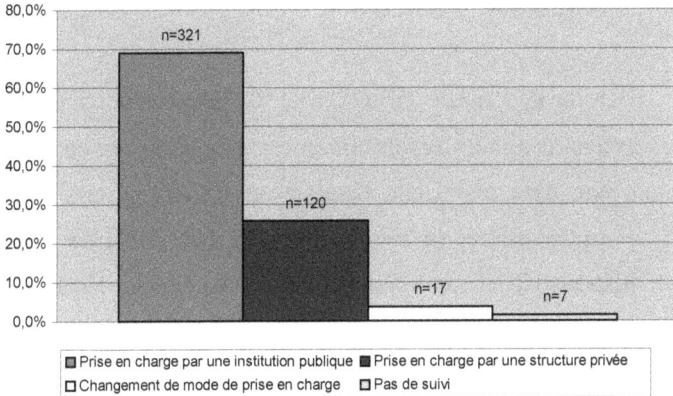

D) Issue de grossesse (sur naissances totales, sauf précision) :

Terme à l'accouchement (N=472) : 69 femmes (14,6%) avaient accouché avant 37 SA et 29 (6,1%) avant 33 SA. Si l'on ne considère que les naissances vivantes, le taux de prématurité global devient 13,5%, tandis que la grande prématurité (avant 33 SA) approche les 5 %. L'enquête de 1998 faisait état en Guyane d'un taux de prématurité global de 14,0 %, et d'une grande prématurité à 2,7 %.

Mode d'accouchement (N=473) : 76,1% (360 parturientes) ont accouché par voie basse, mais elles étaient 22,6% à avoir subi une césarienne (contre 18,5% en 1998).

Poids de l'enfant à la naissance (N=470) : Les « petits poids » à la naissance (<2500g) représentaient 74 cas, soit 15,7% des naissances totales (mais 14,5 % des naissances vivantes). L'enquête de 1998 en avait compté 13,7%. La proportion des « très petits poids » (<1500g), en revanche, atteint 4,9% du total (4% des naissances vivantes, contre 2,7% en 1998).

Devenir de l'enfant (N=416) : 82,0% des nouveaux-nés (341 enfants) avaient des suites simples (restaient avec leur mère ou en surveillance courte dans une Unité Kangourou), tandis que 14,9% (62 bébés) étaient transférés en réanimation néonatale. 1,7% des enfants étaient nés sans vie, et 1,4% décédaient dans la première semaine. On calcule ainsi une estimation de la mortalité périnatale à 31,2 p.1000 [14,5 p.1000 ; 47,9 p.1000], assez proche des chiffres de l'année 2000 fournis par l'INSEE (17,8 p.1000).

L'ensemble de ces données est résumé par le Tableau VIII.

Tableau VIII : Caractéristiques générales de l'Echantillon

	N	%
Age (N=472)		
Moyenne +/- sd	27,01 +/- 7,02	
<15 ans	3	0,6%
15-19 ans	79	16,7%
20-24 ans	96	20,3%
25-29 ans	127	26,9%
30-34 ans	92	19,5%
35-39 ans	51	10,8%
40 ans et plus	24	5,1%
Ethnies (N=469)		
Créoles	139	29,6%
Haïtiennes	93	19,8%
Brésiliennes	61	13,0%
Noires Marrons	49	10,4%
Amérindiennes	23	4,9%
Guyaniennes	22	4,7%
Métropolitaines	22	4,7%
Surinamaises	18	3,8%
Dominicaines	17	3,6%
Chinoises	6	1,3%
Hmongs	6	1,3%
Divers	13	2,8%

Zone de résidence (N=468)		
Cayenne	255	54,5%
IDC	114	24,4%
Maroni	48	10,3%
IDK	26	5,6%
Oyapock	13	2,8%
Interieur	12	2,6%
Niveau d'études (N=278)		
Néant	34	12,2%
Primaire	54	19,4%
>Primaire	190	68,4%
Statut marital (N=348)		
mariée	60	17,2%
concubine	126	36,2%
célibataire	162	46,6%
Emploi régulier (N=454)		
oui	95	20,9%
non	359	79,1%
Présentation attest. couv. Sociale (N=453)		
oui	343	75,7%
non	110	24,3%
Emploi du père (N=324)		
oui	202	62,4%
non	122	37,6%
Tabac (N=347)		
oui	35	10,1%
non	312	89,9%
Alcool (N=329)		
oui	8	2,4%
non	321	97,6%
Parité (N=471)		
m +/- sd	1,9 +/- 2,1	
nullipares	141	29,9%
1-3 pares	249	52,9%
parité >=4	81	17,2%
Terme 1ère CPN (N=369)		
m +/- sd	15,9 +/- 7,2	
<16 SA	201	54,5%
>=16 SA	168	45,5%
Nombre de visites (N=380)		
m +/- sd	6,3 +/- 2,5	
<=3	48	12,6%
>=7	183	48,1%
Mode de suivi (N=465)		
pas de suivi	7	1,5%
struct. privée	120	25,8%
struct. publique	321	69,0%
mode mixte	17	3,7%
Nombre d'échographies (N=444)		
m +/- sd	2,7 +/- 1,2	
<3	197	44,4%

Terme accouchement (N=472)		
m +/- sd		38,0 +/- 3,0
<37 SA	69	14,6%
<33 SA	29	6,1%
Mode d'accouchement (N=473)		
voie basse	360	76,1%
césarienne-instruments	113	22,6%
Poids de l'enfant (N=470)		
m +/- sd		3028,1 +/- 710,7
<2500 g	74	15,7%
<1500 g	23	4,9%
Devenir de l'enfant (N=416)		
post partum	334	80,3%
unité kangourou	7	1,7%
réanimation néo-natale	62	14,9%
décès dans la 1re semaine	6	1,4%
né sans vie	7	1,7%

E) Représentativité de l'échantillon:

La réalisation d'une enquête transversale comme la nôtre pose en permanence une question d'intérêt fondamental, celle de la représentativité de son échantillon. Celle-ci en effet conditionne la validité de ses résultats et leur éventuelle généralisation.

Aux biais de sélection classiquement présents dans ce type d'enquête [14,46], s'ajoutent ici les imprécisions liées aux données manquantes (avec un risque de perte de représentativité). Les différences observées avec les données de l'enquête de 1998 peuvent ainsi s'expliquer soit par une évolution *réelle* de la population, soit par des erreurs liées ou non à ces imprécisions. Notre échantillon partage toutefois avec celui de 1998 un ensemble de caractéristiques très voisines [44].

Une solution à cette question de « représentativité » pourrait être apportée en comparant nos données à celles des déclarations des naissances de l'année 2000. Or, cette solution n'est que très partiellement satisfaisante, car la grande majorité des variables statistiques disponibles « souffrent » de différences de définitions et de classement. Seuls l'âge, la commune de domicile et le statut marital ont finalement pu être étudiés correctement. Le détail des résultats est fourni en annexe. Nous ne retiendrons ici que les faits marquants suivants :

1. A Cayenne, on comptait au total 2651 naissances déclarées. L'âge moyen des femmes était 27,9 ans, significativement différent de la moyenne d'âge de notre échantillon (p<0,02). Cette différence était confirmée par la répartition des classes d'âges (Annexe 1).

   Or, lorsqu'on s'intéressait à l'âge des 5149 accouchées de Guyane, la différence n'était plus significative, et de même pour la répartition des classes d'âges (Annexe 2).

   Ce résultat à priori paradoxal pourrait s'expliquer par le fait qu'à Cayenne, 671 naissances sur les 2651 déclarées (soit plus de 25%) ont eu lieu hors du CHC, et très probablement en clinique (rappelons que la Guyane compte trois cliniques, toutes localisées à Cayenne). Ces femmes accouchant en clinique pourraient être plus âgées que les autres. Mais sur l'ensemble des 5149 naissances totales, ces mêmes 671 femmes ne représentent plus que 13 % ; leur « poids » devient donc négligeable.

2. La répartition des femmes selon la zone de résidence ne différait pas entre notre échantillon et les déclarations effectuées à Cayenne. En revanche, elle était très différente entre notre échantillon et l'ensemble des déclarations sur toute la Guyane (p<10⁻³).

3. Le pourcentage de femmes mariées dans notre échantillon, à Cayenne et sur la Guyane ne variait pas (proche de 20 %).

F) Données manquantes :

Lors de notre enquête, 65 dossiers médicaux n'étaient pas disponibles, et le terme de la première visite prénatale n'était pas renseigné pour 104 femmes. Avant d'entrer dans le « vif du sujet », il nous faut préalablement nous interroger sur les raisons pouvant expliquer cette perte d'informations. En effet, ces données peuvent être manquantes pour des raisons bien précises, et on conçoit alors intuitivement que l'interprétation des résultats à venir risquerait de poser de sérieux problèmes. En outre, la représentativité de notre échantillon est une fois encore très compromise.

Dans le tableau IX, nous avons comparé différentes caractéristiques entre les groupes : femmes dont le terme de la première consultation prénatale (TCPN1) est connu -versus- femmes dont le terme de la première consultation prénatale n'est pas connu.

Le seuil de signification était frôlé (mais non atteint) pour le niveau d'études (p=0,053). Une explication possible pourrait être la suivante : les femmes disposant d'une couverture sociale ont davantage la possibilité de faire suivre leur grossesse dans des structures privées, et celles-ci communiqueraient moins systématiquement le terme de la 1ère CPN.

Tableau IX: Comparaison des groupes: "terme de la 1ère visite connu " -versus- "terme inconnu"

	TCPN1 connu	TCPN1 non connu	p
Age (N=472)			
m +/- sd	26,9 +/- 6,95	27,4 +/- 7,28	0,552 NS
<20 ans	69	13	0,246 NS
20-34	244	71	
35 et plus	55	20	
Ethnie (N=469)			0,158 NS
Créoles, Métropolitaines	120	41	
Autres	247	61	
Zone géographique (N=468)			0,552 NS
Littoral	310	85	
Intérieur	55	18	
Niveau d'études (N=278)			0,053 NS
Néant	24	10	
Primaire	49	5	
Au-delà	151	39	
Statut marital (N=348)			0,661 NS
Mariée	50	10	
Concubine	98	28	
Seule	127	35	
Emploi (N= 454)			0,140 NS
Pas d'emploi	286	73	
Emploi régulier	69	26	
Attest. Couv. Soc. (N=453)			0,019 S
oui	260	83	
non	95	15	
Emploi du père (N=324)			0,463 NS
oui	99	23	
non	157	45	
Tabagisme mère (N=347)			0,807 NS
oui	28	7	
non	244	68	
Parité (N=471)			
m +/- sd	1,9 +/- 2,14	1,8 +/- 2,11	0,631 NS
nullipares	109	32	0,724 NS
parité 1-3	193	56	
parité >3	66	15	
Nombre de visites (N=380)			
m +/- sd	6,3 +/- 2,55	5,9 +/- 2,32	0,339 NS
>= 7 cs	165	18	0,791 NS
< 7cs	176	21	
Mode de suivi (N=458)			<0,001 S
privé ou mixte	87	50	
public	272	49	
Nombre d'échographies (N=444)			
m +/- sd	2,7 +/- 1,24	2,5 +/- 0,98	0,08 NS
>=3	205	42	0,158 NS
<3	153	44	

Terme à l'accouchement (N=472)			
m +/- sd	37,9 +/- 3,04	38,1 +/- 2,6	0,589 NS
>=37 SA	315	88	0,986 NS
< 37 SA	54	15	
Mode d'accouchement (N=473)			0,279 NS
voie basse	285	75	
césarienne/instruments	84	29	
Poids à la naissance (N=470)			
m +/- sd	3036,2 +/- 736,35	2999,4 +/- 612,86	0,643 NS
>=2500	310	86	0,811 NS
<2500	57	17	
Devenir de l'enfant (N=409)[1]			0,478 NS
post-partum- UK	269	72	
réanimation	51	17	

Le Tableau X, enfin, résume les caractéristiques renseignées des femmes selon que le dossier médical était ou non disponible au moment de l'enquête.

Tableau X: Dossiers manquants et disponibles

	Dossier trouvé	Dossier non disponible	p
Age (N=472)			
m +/- sd	26,8 +/- 7,00	28,6 +/- 6,96	0,052
<20	76	6	0,17
20-34	268	47	
35 et plus	63	12	
Ethnie (N=469)			0,454
Créoles, Métropolitaines	142	19	
Autres	264	44	
Zone géographique (N=468)			0,381
Littoral	345	50	
Intérieur	61	12	
Emploi (N=454)			0,309
Pas d'emploi	313	46	
Emploi régulier	79	16	
Attest. Couv. Soc. (N=453)			0,18
oui	295	48	
non	100	10	
Emploi du père (N=324)			0,663
oui	179	23	
non	110	12	
Parité (N=471)			
m +/- sd	1,8 +/- 2,00	2,4 +/- 2,85	0,054
nullipares	125	16	0,689
parité 1-3	214	35	
parité >3	69	12	

---

[1] Sur naissances vivantes

Terme de la 1ère consult. (grossesses suivies uniquement, N=364)			
m +/- sd	15,9 +/- 7,28	15,9 +/- 6,51	0,99
<16 SA	173	28	0,642
16 SA et plus	143	20	
Nombre de visites (N=380)			
m +/- sd	6,2 +/- 2,57	6,6 +/- 2,18	0,351
>= 7 cs	154	29	0,135
< 7 cs	176	21	
Mode de suivi (N=458)			
privé ou mixte	121	16	0,448
public	275	46	
Nombre d'échographies (N=444)			
m +/- sd	2,7 +/- 1,18	2,8 +/- 1,32	0,304
>=3	209	38	0,259
<3	174	23	
Terme à l'accouchement (N=472)			
m +/- sd	38,0 +/- 2,96	37,9 +/- 2,91	0,849
>=37 SA	348	55	0,892
<37 SA	60	9	
Mode d'accouchement (N=473)			0,269
voie basse	307	53	
césarienne/instruments	101	12	
Poids à la naissance (N=470)			
m +/- sd	3023,0 +/- 708,80	3060,6 +/- 727,24	0,694
>=2500	344	52	0,478
<2500	62	12	

Quoique jamais atteint, le seuil de signification était frôlé pour l'âge et la parité : les femmes dont le dossier n'était pas disponible semblaient globalement plus âgées et de parité plus élevée.

Chapitre 6 : Retards de suivi et issue de grossesse

Etudier la santé d'une population nécessite idéalement l'utilisation d'indicateurs facilement mesurables, fiables et objectifs [18,46]. En cela, la mortalité constitue un indicateur de choix et ce, d'autant plus que les données disponibles sont en principe exhaustives. L'interprétation des résultats devra par ailleurs tenir compte du sens *précis* de ces indicateurs : ainsi par exemple, tandis que la mortalité périnatale[1] reflète la qualité des soins périnataux, la mortalité post-néonatale[2] traduit davantage les conditions socio-économiques dans lesquelles vivent les nourrissons.

Dans notre échantillon, où l'on comptait 7 enfants nés sans vie et 6 enfants décédant au cours de la première semaine, l'étude d'une association entre mortalité périnatale et suivi tardif de grossesse devenait difficilement réalisable. Il a donc fallu se « rabattre » sur des indicateurs de morbidité.

Quatre indicateurs ont ainsi été choisis pour leur exhaustivité et leur mesure indépendante de la personne qui l'avait effectuée :
1. le *terme de l'accouchement* (exprimé en une variable dichotomique : prématurité si naissance avant 37 SA, accouchement à terme à partir de 37 SA) ;
2. le *poids* de l'enfant à la naissance (hypotrophe si inférieur à 2500g, normal à partir de 2500 g) ;
3. un éventuel *transfert* du nouveau-né en réanimation néonatale ;

---

[1] Mortalité périnatale : Morts-nés + Décès de 0 à 6 jours.
[2] Mortalité post-néonatale : Décès de 27 jours à 1 an.

4. le *mode d'accouchement* (considéré également comme une variable dichotomique selon qu'il a ou non nécessité une intervention -césarienne ou autre extraction instrumentale).

Afin d'éluder d'éventuels problèmes d'interprétation, nous avons limité notre étude aux seules naissances vivantes (après exclusion, donc, des enfants nés sans vie). Notre échantillon initial se ramenait ainsi à un nouveau total de 466 observations.

A) Suivi tardif de grossesse et prématurité (tableau XI) :

Par analyse univariée, on observait une association significative entre grossesse suivie tardivement et prématurité (OR brut = 2,1 [1,1 ; 3,9], p=0,017). Ce lien persistait après analyse multivariée tenant compte de l'âge, de la zone géographique, des antécédents et de la parité de la femme (OR ajusté = 2,1 [1,1 ; 4,2], p=0,035).

Tableau XI : Suivi tardif de grossesse et prématurité

	OR bruts	[IC 95%]	p	OR ajustés	[IC 95%]	p
Terme de la 1ère visite	N=363			N=297		
<16 SA*	1	-	-	1	-	-
>=16 SA	2,1	[1,1; 3,9]	0,017	2,1	[1,1; 4,2]	0,035
Age	N=464			N=297		
<20 ans ou >34 ans	1,1	[0,6; 1,9]	0,694	1,2	[0,6; 2,3]	0,683
20-34 ans*	1	-	-	1	-	-
Zone géographique	N=460			N=297		
littoral*	1	-	-	1	-	-
intérieur	1,9	[1,0; 3,6]	0,048	1,9	[0,8; 4,4]	0,118
Antécédents	N=374			N=297		
oui	1,6	[0,9; 2,9]	0,133	2,2	[1,0; 4,5]	0,040
non*	1	-	-	1	-	-
Parité	N=463			N=297		
nullipares*	1	-	-	1	-	-
parité >=1	0,8	[0,4; 1,3]	0,362	0,8	[0,4; 1,8]	0,609

*Classe de référence

B) Suivi tardif de grossesse et hypotrophie (Tableau XII) :

L'association brute entre suivi tardif de grossesse et hypotrophie était significative (OR = 2,1 [1,2 ; 3,9], p=0,012). Après ajustement sur l'âge, la zone géographique, les antécédents obstétricaux et la parité, on obtenait pratiquement les mêmes résultats (OR = 2,3 [1,2 ; 4,6], p=0,017).

Tableau XII: Suivi tardif de grossesse et hypotrophie

	OR bruts	[IC 95%]	p	OR ajustés	[IC 95%]	p
Terme de la 1ère visite		N=361			N=295	
<16 SA*	1	-	-	1	-	-
>=16 SA	2,1	[1,2; 3,9]	0,012	2,3	[1,2; 4,6]	0,017
Age		N=462			N=295	
<20 ans ou >34 ans	1,2	[0,7; 2,1]	0,489	1,1	[0,5; 2,2]	0,84
20-34 ans*	1	-	-	1	-	-
Zone géographique		N=458			N=295	
littoral*	1	-	-	1	-	-
intérieur	1,8	[1,0; 3,4]	0,055	2,1	[0,9; 4,6]	0,074
Antécédents		N=372			N=295	
oui	1,3	[0,7; 2,3]	0,37	1,9	[0,9; 3,9]	0,08
non*	1	-	-	1	-	-
Parité		N=462			N=295	
nullipares*	1	-	-	1	-	-
parité >=1	0,7	[0,4; 1,3]	0,29	0,6	[0,3; 1,3]	0,191

*Classe de référence

C) Suivi tardif de grossesse et transfert en réanimation néonatale (Tableau XIII) :

Là encore, le lien significatif observé par analyse univariée persistait après ajustement sur l'âge, le groupe ethnique, le statut marital et les antécédents de la femme (OR brut = 2,0 [1,1 ; 3,8], p=0,02; après ajustement : OR = 2,0 [1,0 ; 4,2], p=0,065).

Tableau XIII : Terme de la 1ère visite prénatale et transfert en réanimation néonatale

	OR bruts	[IC 95%]	p	OR ajustés	[IC 95%]	p
Terme de la 1ère visite	N=320				N=264	
<16 SA*	1	-	-	1	-	-
>=16 SA	2	[1,1; 3,8]	0,02	2	[1,0; 4,2]	0,065
Age	N=409				N=264	
<20 ans ou >34 ans	1,3	[0,8; 2,3]	0,276	1,6	[0,8; 3,3]	0,197
20-34 ans*	1	-	-	1	-	-
Ethnie	N=407				N=264	
Créoles, Métropolitaines*	1	-	-	1	-	-
Brésiliennes	0,5	[0,1; 1,7]	0,232	0,3	[0,1; 1,5]	0,145
Haïtiennes	1,8	[0,8; 3,9]	0,123	1,2	[0,5; 3,1]	0,667
Autres Guyanes	3,1	[1,5; 6,4]	0,001	2	[0,8; 5,0]	0,15
Divers	1,4	[0,6; 3,4]	0,449	0,5	[0,1; 1,9]	0,308
Statut marital	N=343				N=264	
mariée*	1	-	-	1	-	-
célibataire	0,8	[0,4; 1,8]	0,622	0,5	[0,2; 1,3]	0,193
Antécédents	N=373				N=264	
oui	1,5	[0,8; 2,7]	0,145	1,6	[0,7; 3,2]	0,233
non*	1	-	-	1	-	-

*Classe de référence

D) Suivi tardif de grossesse et mode d'accouchement :

Les 466 naissances d'enfants vivants uniques s'étaient déroulées de la manière suivante :

- ❖ accouchements normaux par voie basse dans 354 cas;
- ❖ 106 césariennes ;
- ❖ 6 extractions instrumentales (forceps, ventouses).

La fréquence des extractions instrumentales ne permettant pas de leur constituer une catégorie spécifique, nous les avons regroupées avec les césariennes dans une classe s'opposant aux accouchements normaux par voie basse dont, finalement, nous mesurions l'association au terme de la première visite prénatale.

Les résultats auxquels nous aboutissions allaient présenter un certain nombre de particularités que nous discuterons davantage ultérieurement. Nous nous contenterons dans un premier temps de leur présentation simple, assortie de quelques commentaires.

L'OR brut calculé par analyse univariée n'était pas significatif (1,2 [0,7 ; 1,9] p=0,494) ce qui, à priori, ne laissait supposer aucun rapport entre une grossesse suivie tardivement et le mode d'accouchement.

Or, la méthode d'ajustement de Mantel-Haenszel mettait en évidence une interaction entre le terme de la première visite et l'ethnie. Cela signifie que l'association entre mode d'accouchement et terme de la 1ère consultation prénatale variait selon l'ethnie. Par ailleurs, les données de notre enquête permettaient de simplifier la variable « ethnie » en 2 groupes : créoles et métropolitaines formant le premier, toutes les autres ethnies constituant le second ; en effet, l'examen prenant en compte chaque ethnie en détail aboutissait à des résultats similaires mais beaucoup plus imprécis (intervalles de confiance trop larges).

Dans le groupe « autres ethnies », l'association étudiée demeurait non significative (après prise en compte de l'âge, de la parité, du mode de suivi, des antécédents et de la zone géographique, on trouvait : OR= 0,8 [0,4 ; 1,5], p=0,447) ; dans le groupe des créoles et métropolitaines en revanche, les femmes démarrant leur suivi *après* 16 SA semblaient « *protégées* » des césariennes et autres extractions instrumentales ; elles accouchaient donc plus fréquemment par voie basse (après ajustement sur les mêmes facteurs que précédemment, OR= 9,9 [1,2 ; 81,4], p=0,033). Bien entendu, ce dernier résultat souffre d'une profonde imprécision (matérialisée par la largeur de son intervalle de confiance !)[3]; il rejoint néanmoins ce qu'avaient constaté certains auteurs [2] et, au-delà des seuls « chiffres », c'est l'existence même de ce lien significatif qui nous semble devoir être retenue.

Une dernière remarque concerne la présentation de nos résultats. Du fait de l'interaction, nous avions la possibilité de considérer séparément chacun des deux regroupements ethniques et gagner ainsi en simplicité et clarté. Cependant, nous nous sommes soustrait à ce choix car dans l'analyse multivariée, le groupe des créoles et métropolitaines ne comporte que 97 femmes avec, pour conséquences, de nouvelles pertes de précisions. Nous présenterons donc un tableau global et, afin de garder à l'esprit le sens de l'interaction (à savoir que l'association –Odds Ratio- entre mode d'accouchement et terme de la 1ère visite varie dans chacun des groupes ethniques), nous n'y ferons pas figurer les OR, mais le coefficient b intervenant dans les modèles de régression logistique. En effet, l'OR qui aurait été calculé pour le terme d'interaction n'a aucun sens ; en revanche, à partir des coefficients fournis, il est facile de retrouver les différents OR par la relation : $OR = e^b$. Le coefficient présenté pour le terme de la 1ère visite donne l'OR associé à une première visite tardive chez les créoles et métropolitaines (groupe de référence). L'addition de ce même coefficient à celui de l'interaction permet de retrouver l'OR associé à une première consultation tardive dans le groupe « autres ethnies ».

---

[3] Notons que créoles et métropolitaines ne comptent ensemble que pour 97 observations dans cette analyse finale où, en raison des données manquantes, ne sont plus considérés que 289 dossiers. Néanmoins, la proportion des créoles et métropolitaines est restée la même par rapport à l'échantillon de départ (159 créoles et métropolitaines pour 462 observations renseignées sur l'ethnie, p=0,811).

Tableau XIV : Terme de la 1ère visite prénatale et accouchement normal par voie basse (N=289)

	Coefficient b	[IC 95%]	p
Terme de la première visite	2,3	[0,2; 4,4]	0,033
Ethnie	0,3	[-0,5; 1,1]	0,441
Interaction: Ethnie*Terme de la 1ère visite	-2,6	[-4,8; -0,3]	0,023
Age			
Moins de 20 ans	0,3	[-0,6; 1,2]	0,522
35 ans et plus	-0,7	[-1,5; 0,1]	0,076
Parité	1,0	[0,3; 1,8]	0,008
Mode de suivi	1,2	[0,4; 2,1]	0,004
Antécédents	-0,9	[-1,5; -0,2]	0,010
Zone géographique	-0,4	[-1,2; 0,4]	0,323
Constante	0,6	[-0,3; 1,4]	0,189

Chapitre 7 : Retard de suivi et caractères socio-démographiques

Dans cette étape, nous allons tenter d'esquisser un « portrait » des femmes faisant suivre leur grossesse tardivement. Loin de vouloir expliquer ce retard de suivi, nous essaierons de rechercher un certain nombre de caractéristiques socio-démographiques permettant d'identifier d'éventuels « groupes à risque ».

L'âge était le premier facteur étudié. Le graphique suivant donne la distribution

Graphique 8: Distribution de l'âge selon le terme de la 1ère CPN

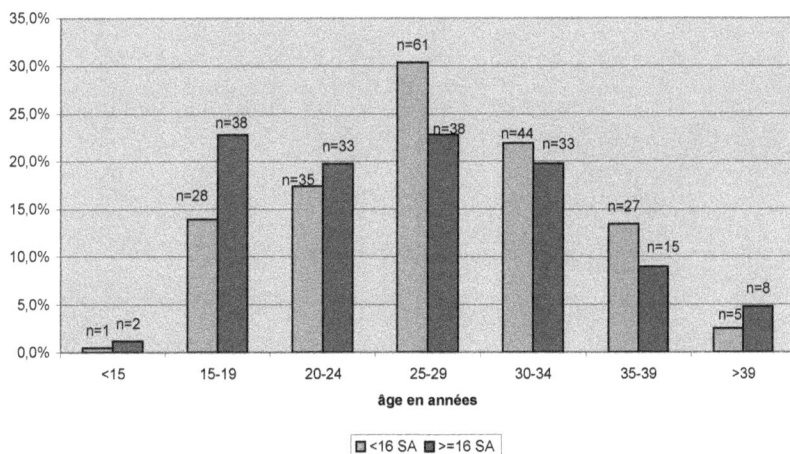

des femmes par classes d'âge de cinq ans selon le terme de la première consultation prénatale (CPN). Ce sont les plus jeunes qui paraissent démarrer leur suivi tardivement. Après regroupement en 3 classes, le seuil de signification est frôlé mais non atteint (p=0,07), et la comparaison des moyennes semble confirmer ce résultat (Tableau XV).

Le groupe ethnique paraît quant à lui bien associé au terme de la 1ère CPN. Le graphique 9 montre que les femmes d'origine étrangère faisaient majoritairement suivre leur grossesse après 16 SA (Tableau XV, p<0,001).

Graphique 9: Groupe ethnique et terme de la 1ère visite

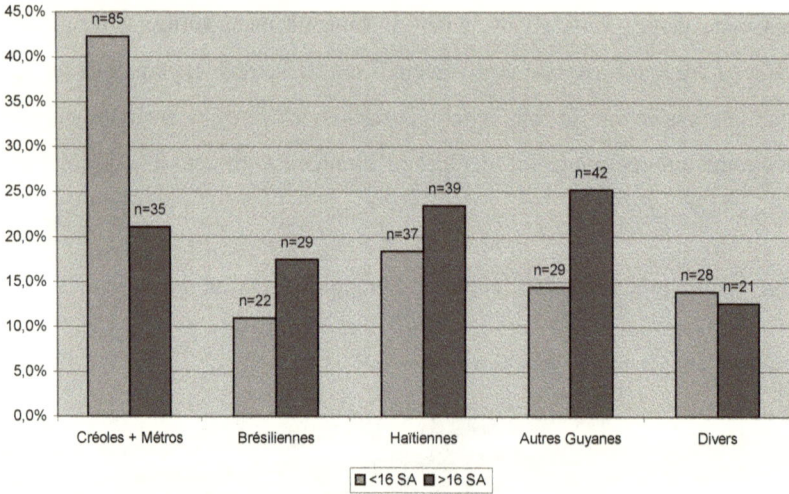

Lorsqu'on s'intéressait à la *zone géographique*, ressurgissait le contraste « classique » entre les communes du littoral et de l'intérieur (graphique 10). Ce contraste s'exprimait à la fois sur un plan quantitatif pur (les femmes originaires du littoral comptant pour 84,9 % des accouchées du CHC) ; mais en outre, 61,8 % des femmes originaires de l'Intérieur avaient consulté pour la première fois après 16 SA, contre 42,9% sur le littoral (OR = 2,2 [1,2 ; 3,9] ; p=0,009).

Le *niveau d'études* paraît influencer lui aussi le terme de la première visite, puisque 65,6 % des femmes ayant dépassé le primaire (34,2 % dans le cas contraire) ont effectué cette visite avant 16 SA (OR = 3,7 [2,0 ; 7,0], p<0,001).

Mais ce résultat doit être retenu avec réserve étant donnée la perte d'information déjà signalée.

Graphique 10: Zone géographique et terme de la 1ère CPN

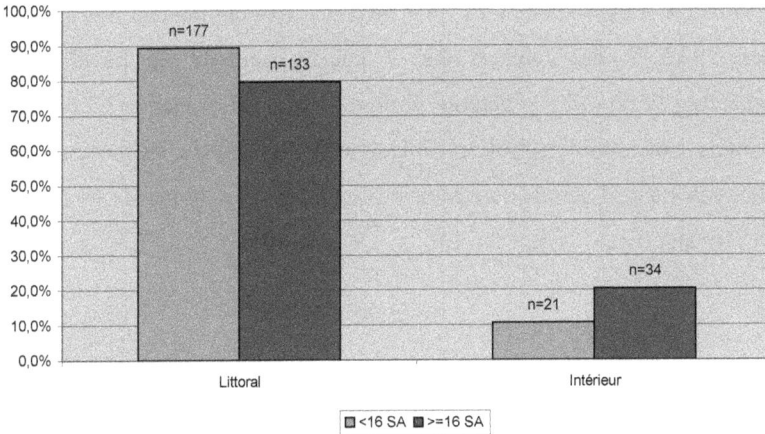

Les *femmes mariées* consultaient davantage au premier trimestre que les célibataires -seules et concubines confondues- (graphique 11) : 70 % dans le premier cas contre 49,3 % dans le second (OR = 2,4 [1,2 ; 4,7], p=0,008) ; il en était de même lorsqu'elles exerçaient un emploi régulier (85,5 % contre 46,8 %, OR = 6,7 [3,2 ; 14,1], p<0,001), ou lorsqu'elles avaient présenté une attestation

Graphique 11: Statut marital et terme de la 1ère CPN

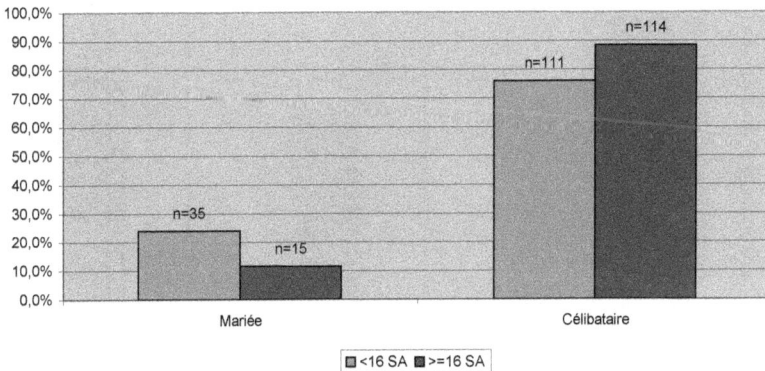

de couverture sociale (63,5 % contre 32,6 %, OR = 3,6 [2,1 ; 6,0], p<0,001).

Le *travail du futur père* semblait à priori jouer un rôle également : lorsqu'il exerçait un emploi stable, 64,3 % des mères consultaient pour la première fois avant 16 SA (contre 50,5 % dans le cas contraire, OR = 1,8 [1,0 ; 3,0], p=0,03). Or, la situation professionnelle du futur père était très étroitement liée à celle de la mère. 97,5 % des femmes dont l'ami ou conjoint ne travaillait pas n'exerçaient pas non plus d'activité professionnelle (elles étaient 63,6 % dans cette même situation lorsqu'il travaillait, p<0,001). Après ajustement sur le travail de la mère, l'association entre travail du père et terme de la 1ère CPN n'était plus significatif (ORa[1] = 1,1 [0,6 ; 1,9] p=0,471).

En revanche, on n'avait pas observé d'association entre consommation de *tabac* et terme de la 1ère CPN (OR = 0,7 [0,3 ; 1,6], p = 0,431) . Mais à un manque de puissance évident (puisque le calcul ne portait que sur 272 observations), s'ajoutait probablement une sous-déclaration du tabagisme des femmes.

L'étude de la *parité* selon deux méthodes apportait elle aussi un certain nombre de résultats intéressants. Lorsqu'on comparait la parité moyenne des groupes « suivi réglementaire » et « suivi tardif », le seuil de signification était atteint *in*

Parité et terme de la 1ère CPN

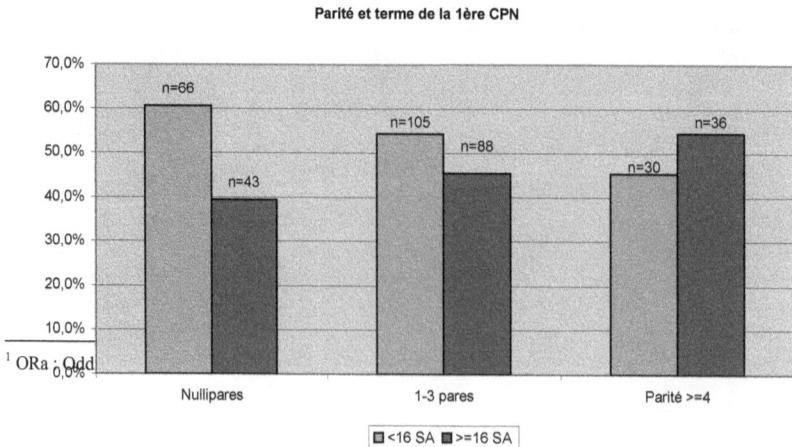

[1] ORa ; Odd

extremis (Tableau XV, p=0,05).

Lorsqu'on répartissait les femmes selon 3 groupes de parités différentes (nullipares, parité 1-3 et parité >3), la proportion des femmes consultant à partir de la 16è SA semblait augmenter avec la parité (graphique 12) ; le test de tendance frôlait le seuil de signification (p=0,054), confirmant ainsi le test de la moyenne. Rappelons que les « grandes multipares » (à partir d'une parité égale à 4) ne comptaient que pour 66 observations sur un total de 368…

Enfin, 48,3% des femmes sans ***antécédents*** avaient consulté avant 16 SA, mais 60% des femmes ayant des antécédents ont démarré leur suivi de grossesse dans le 1er trimestre (OR= 1,6 [1,0 ; 2,5], p= 0,041). Même après ajustement sur la parité, le test restait significatif (ORa = 1,9 [1,2 ; 3,2]).

Tableau XV: Principaux caractères socio-démographiques selon le terme de la 1ère CPN

	TCPN1<16 SA	TCPN1>=16 SA	OR [IC 95%]	p
Age (N=368)				
m +/- sd	27,4 +/- 6,6	26,3 +/- 7,3		0,11
<20 ans	29	40	1,9 [1,1 ; 3,2]	0,07
20-34 ans*	140	104	1 -	
>34 ans	32	23	1,0 [0,5 ; 1,8]	
Ethnies (N=367)				<0,001
Créoles + Métropolitaines*	85	35	1 -	
Brésiliennes	22	29	3,2 [1,6 ; 6,5]	
Haïtiennes	37	39	2,6 [1,4 ; 4,7]	
Autres Guyanes	29	42	3,5 [1,8 ; 6,7]	
Divers	28	21	1,8 [0,9 ; 3,7]	
Zone géographique (N=365)				0,009
Littoral*	177	133	1 -	
Intérieur	21	34	2,2 [1,2; 3,9]	
Niveau d'études (N=224)				<0,001
<= primaire	25	48	3,7 [2,0; 7,0]	
> primaire*	99	52	1 -	
Statut marital (N=275)				0,008
mariée*	35	15	1 -	
célibataire	111	114	2,4 [1,2; 4,7]	
Emploi stable (N=355)				<0,001
oui*	59	10	1 -	
non	134	152	6,7 [3,2; 14,1]	

Présentation Attest. Couv. Sociale (N=355)					<0,001
oui*	165	95	1	-	
non	31	64	3,6	[2,1; 6,0]	
Travail du père (N=256)					0,029
oui*	101	56	1	-	
non	50	49	1,8	[1,0; 3,0]	
Tabac mère (N=272)					0,431
non*	129	115	1	-	
oui	17	11	0,7	[0,3; 1,6]	
Parité (N=368)					
m +/- sd	1,7 +/- 2,0	2,2 +/- 2,2			0,05
nullipares	66	43	0,8	[0,5; 1,2]	0,054**
1-3*	105	88	1	-	
>=4	30	36	1,4	[0,8; 2,5]	
ATCD médico-obst. (N=302)					0,041
oui	93	62	0,6	[0,4 ; 1,0]	
Non*	71	76	1	-	

* Classe de référence

** Test de tendance

Après analyse multivariée par régression logistique, il persistait un rapport entre :

- suivi tardif de grossesse et ***travail de la mère*** (le risque de suivi tardif était plus grand lorsque celle-ci ne travaillait pas, OR= 4 [1,7 ; 9,2], p=0,001) ;

- suivi tardif de grossesse et ***présentation d'une attestation de couverture sociale*** (OR= 2,4 [1,3 ; 4,4] lorsque cette attestation n'était pas produite, p=0,004) ;

- suivi tardif de grossesse et ***antécédents médico-obstétricaux*** (avec ici un *effet « protecteur»*, puisque les femmes présentant des antécédents médico-obstétricaux faisaient davantage suivre leur grossesse dès le premier trimestre, OR= 0,6 [0,3 ; 0,9], p=0,043) ;

- suivi tardif de grossesse et ***nulliparité*** : (à partir d'une parité de rang 1, les OR calculés ne variaient pas et restaient proches de 2, p=0,021 ; autrement dit, les nullipares consultaient davantage avant 16 SA que les autres).

L'association à l'***âge*** et à la ***zone géographique*** n'étaient pas statistiquement prouvées dans notre étude (p=0,145 pour les moins de 20 ans et p= 0,13 pour les femmes originaires des communes de l'intérieur). Néanmoins, le seuil de signification avait été approché et, dans la mesure où de tels ajustements s'accompagnent inexorablement de « pertes » d'observations et donc de puissance (cette dernière analyse ne portant plus que sur 282 observations), une association à l'âge, à la zone géographique, ou à d'éventuels autres déterminants ne peut être catégoriquement exclue.

Tous ces résultats sont présentés dans le Tableau XVI :

Tableau XVI: Résultats après régression logistique (N=282)

	OR	[IC 95%]	p
Age			
<20 ans	1,8	[0,8; 3,8]	0,145
20-34 ans*	1	-	-
>=35 ans	0,7	[0,3; 1,6]	0,458
Zone géographique			
littoral*	1	-	-
intérieur	1,8	[0,8; 4,0]	0,13
Travail de la mère			
oui*	1	-	-
non	4	[1,7; 9,2]	0,001
Attest. couv. soc.			
oui*	1	-	-
non	2,4	[1,3; 4,4]	0,004
Antécédents			
oui	0,6	[0,3; 0,9]	0,043
non*	1	-	-
Parité			
nullipare*	1	-	-
Parité 1-3	2,3	[1,1 ; 4,6]	0,025
Parité >= 4	2,6	[1,0 ; 7,0]	0,05

* classe de référence

DISCUSSION

Chapitre 8 : Biais, limites et incertitudes liées à l'enquête

Au-delà du symbolique « changement de millénaire », le choix de l'année 2000 pour effectuer cette enquête s'est posé à nous pour la raison suivante : les données, relativement récentes et rapidement disponibles, étaient proches à la fois du recensement de 1999 et de l'enquête périnatale de 1998. Dresser un rapide état des lieux constituait en effet notre premier objectif. Or, ce type d'enquête sur « *échantillon représentatif* » présente un certain nombre de faiblesses que nous allons rappeler dans les paragraphes suivants.

L'échantillon de notre étude est composé par un tirage au sort initial de 500 femmes sur les 1980 qui ont accouché au CHC. Il ne serait donc représentatif que des femmes ayant accouché au CHC. Celles-ci peuvent présenter un certain nombre de caractéristiques que ne partagent pas *toutes* les accouchées de Guyane. En particulier, puisque la maternité du CHC est classée niveau III (par la présence d'une réanimation néonatale), on peut supposer qu'elle recrute davantage de grossesses à risques[1] ou compliquées. Inversement, notre tirage au sort ne permet pas de prendre en compte ce qui se passe hors du CHC. C'est ce que l'on appelle un *biais de sélection* [14,18,46]. La conséquence directe de ce biais de sélection pourrait être, par exemple, une sur-estimation de la morbidité (voire mortalité) périnatale (prématurité et grande prématurité, hypotrophie et grande hypotrophie, taux de transfert, …).

---

[1] A supposer que l'on ait bien défini la notion de « grossesse à risques » (voir chapitre suivant).

Toutefois, la comparaison de nos données aux résultats de l'enquête de 1998 ne montrait pas des différences trop importantes et, bien que nous n'ayons pas effectué de tests, les ordres de grandeur étaient très voisins [44]. La seule différence notable, en matière de morbidité périnatale, résidait dans les taux spécifiques de *grande* prématurité (accouchement avant 33 SA) –évoluant parallèlement à ceux de la *grande* hypotrophie (poids de naissance inférieur à 1500 grammes) : ces chiffres comptaient pour le double de ce qui était rapporté en 1998 alors que, globalement, prématurité et hypotrophie étaient restées stables. A quoi attribuer cette différence ? Fluctuations d'une année à l'autre (d'autant plus sensibles que les effectifs sont petits comme c'est le cas en Guyane) ? Evolution réelle de ces indicateurs ? ou…biais de sélection ? La question demeure sans réponse avec les seules informations dont nous disposons. Or, les comparaisons qu'il nous a été possible d'effectuer entre les données de notre échantillon et celles des déclarations des naissances en 2000 (Annexes 1 et 2) apportaient des arguments supplémentaires pour admettre que l'échantillon du CHC approchait, sur bon nombre de points, les accouchées de Guyane.

Une autre conséquence directement rattachée au choix méthodologique de l'enquête concerne le recueil de l'information. S'agissant d'une enquête rétrospective, les informations disponibles étaient obligatoirement celles figurant de façon systématique dans les dossiers médicaux ; c'est pourquoi nous n'étions pas renseignés sur le nombre de personnes au foyer, le nombre d'enfants à charge, le désir de la présente grossesse, le rapport à la contraception, ou encore la durée du séjour en territoire français pour les étrangères. Tous ces éléments pourraient constituer d'éventuels facteurs de confusion qu'il n'aura pas été possible de prendre en compte dans l'analyse.

Dans le même ordre d'idées, puisque les femmes n'étaient pas directement interviewées, certaines informations étaient mal renseignées (l'exemple le plus caractéristique en est le *niveau d'études*). L'absence de données concernant certaines variables a pour conséquence, lorsque ces variables sont prises en compte dans une analyse multivariée, d' « exclure » les observations incomplètes de cette analyse. Ceci entraîne une *perte de puissance*, mais peut aussi être à l'origine d'un nouveau biais de sélection dont nous reparlerons plus bas.

Enfin, recueillies *a posteriori*, les données ne pouvaient pas tenir compte de la situation *effective* de la femme au moment de la 1ère consultation prénatale. Elles permettaient d'apprécier le contexte socio-économique de la future mère, au-mieux lors du premier contact avec l'équipe hospitalière ; et bien entendu, ce contexte n'est pas forcément figé sur la durée d'une grossesse ! Ainsi par exemple, nous avions trouvé que 65% des femmes ayant fourni une attestation de couverture sociale au bureau des entrées avaient consulté avant 16 SA, contre 30 % lorsqu'elles ne l'avaient pas présentée (p< 0,001, voir supra). Réciproquement, cela signifie que plus du tiers des femmes ayant fourni une attestation de sécurité sociale consultent après le premier trimestre. Par conséquent, si présenter (posséder ?) une attestation de prise en charge sociale est une condition nécessaire pour entrer dans une filière de soins (et l'analyse multivariée le montre), cette condition n'apparaît pas comme suffisante. Mais cette constatation peut encore s'expliquer par un changement de situation des femmes en cours de grossesse. Ce tiers de femmes ayant présenté leur attestation mais consulté après 16 SA est susceptible de comprendre des personnes non-assurées sociales en début de grossesse. Cela se traduit en pratique dans notre étude par une sous-estimation de l'OR liée à une *perte de puissance*.

Nous ne reviendrons pas sur l'intérêt des études transversales dans les analyses descriptives. C'est ainsi qu'il nous a été permis de voir dans quelles proportions sont représentés à la maternité du CHC les différents secteurs géographiques de Guyane, les différentes ethnies, les différents âges, … . Or, certains groupes d'effectifs trop faibles ne pouvaient pas être inclus tels quels dans les analyses suivantes. Il a fallu procéder à des regroupements parfois extrêmes, aboutissant à la constitution de classes parfois très hétérogènes (l'« ethnie » en deux classes en est un exemple, de même la « zone géographique »). La constitution de telles classes (hétérogènes) ne permet pas bien entendu de leur déceler des caractéristiques particulières. Nous perdons donc, une fois encore, de la puissance. Certains auteurs avaient déjà constaté que les grossesses étiquetées « peu ou mal suivies » aboutissaient moins souvent à une césarienne que les autres. Dans notre série, en étudiant le mode d'accouchement, nous avions été surpris de trouver une interaction forte entre l'ethnie et le terme de la 1ère visite (p=0,023). Un lien significatif entre mode d'accouchement et terme de la première visite avait été trouvé pour les créoles et métropolitaines, mais pas pour les « autres ethnies ». Il n'est pas exclu que cette absence d'association soit en rapport avec une trop grande hétérogénéité de ce second groupe. Ces « autres ethnies » en effet ne distinguent pas les femmes bien intégrées depuis de nombreuses années, parlant couramment le français, assurées sociales, adhérant à la médecine occidentale, etc., des femmes arrivées depuis peu en Guyane, ne parlant pas la langue, non informées des différentes modalités de soins, non compliantes, utilisant encore des remèdes traditionnels… Sur les 97 créoles ou métropolitaines participant aux dernières analyses, seules 2 n'avaient pas présenté leur attestation de sécurité sociale… et toutes les 2 avaient consulté *avant* 16 SA ! Les femmes du groupe « autres ethnies » avaient fourni le document dans près de 60 % des cas. Ceci pourrait bien illustrer l'hétérogénéité des conditions socio-économiques de ce dernier groupe.

Du fait des données manquantes, inévitablement nous l'avons dit, les analyses multivariées allaient exclure les observations incomplètes lorsque cette perte d'informations concernait les variables d'intérêt ou d'ajustement. Nous avons cherché à savoir si les observations ainsi perdues concernaient une (ou des) population(s) particulière(s), autrement dit si un nouveau biais de sélection était introduit. Pour chaque variable « maladie » étudiée (prématurité, hypotrophie, transfert, mode d'accouchement), nous avons procédé à de nouveaux tests comparant les femmes incluses dans le modèle final à celles non incluses (en raison des « non-réponses »). Les résultats étaient *grosso modo* similaires dans les quatre cas de figure, aussi n'en présenterons-nous qu'un seul, celui qui nous semble le plus précis (puisqu'il comprend le plus de pertes) : le modèle final étudiant les relations au **transfert** du nouveau-né, qui ne comporte que 264 observations. Les résultats détaillés sont présentés dans l'Annexe 3.

De cette Annexe 3, ainsi que des études de représentativité effectuées au chapitre 5, il ressort que la perte d'informations concerne essentiellement :

1. les femmes suivies en secteur libéral (éventuellement plus âgées, assurées sociales, d'un niveau socio-économique favorisé ; que l'on pourrait encore supposer « compliantes » aux soins, effectuant leur première visite prénatale avant 16 SA, et dont l'issue de grossesse est généralement favorable) ;

2. les femmes plus âgées, de parité relativement élevée

3. les femmes originaires des communes de l'intérieur (éventuellement moins compliantes à la médecine occidentale, s'exprimant difficilement en français, effectuant leur première visite après 16 SA –pour peu qu'il soit possible de déterminer une date de début de grossesse-, et adressées au CHC pour d'éventuelles complications)

Ces diverses suppositions sont très caricaturales, bien entendu, mais là encore, par la perte de ces observations somme toute très hétérogènes, on risque d'aboutir à une « diminution du contraste » entre l'issue de grossesse des femmes effectuant leur 1ère consultation prénatale avant 16 SA, et celles des femmes consultant après le premier trimestre : la conséquence en est une nouvelle perte de puissance.

Pour finir, on a vérifié l'adéquation des 4 modèles de régression logistique par la méthode de Hosmer-Lemeshow. Pour la prématurité, l'hypotrophie, le transfert et le mode d'accouchement, on obtenait comme valeur de chi 2 : 8,26 (p=0,408), 8,17 (p=0,417), 5,81 (p=0,669) et 6,42 (p=0,601) respectivement. Les 4 modèles étaient donc adéquats.

En résumé, si malgré quelques imprécisions ou surestimations, notre échantillon partage un certain nombre de ressemblances avec les accouchées de Guyane, les divers biais de sélection apparus lors de nos analyses aboutissent globalement à une perte de puissance se traduisant par une sous-estimation des OR obtenus. Ceci, évidemment, sous réserve des facteurs de confusion résiduels dont il n'aura pas été possible de tenir compte dans notre propos.

Chapitre 9 : Quel suivi, pour quel(s) risque(s) ?

Certains auteurs avaient déjà montré l'existence d'une association entre suivi tardif de grossesse et morbidité périnatale [4,10,16,25]. Si l'objectif de la première visite prénatale est de déterminer un pronostic de la grossesse, celui-ci peut ainsi être appréhendé dès les premières minutes! Dans notre série et en dépit des diverses imprécisions déjà évoquées, prématurité, hypotrophie et transfert en réanimation néonatale s'associaient à un retard de suivi selon un OR significatif et voisin de 2.

Une association plus complexe était cependant apparue entre mode d'accouchement et première consultation après 16 SA. Le groupe des créoles et métropolitaines « retardataires » semblait *protégé* des césariennes ou autres extractions instrumentales, alors qu'on ne décelait aucune différence dans le second groupe (sans doute trop hétérogène). L'explication de ce résultat ne nous paraît pas évidente. On peut évoquer d'une part le fait que les retardataires « échapperaient », par une certaine « parcimonie » vis à vis des soins, à une surmédicalisation pouvant entraîner un interventionnisme excessif. D'autre part, créoles ou métropolitaines qui consultent après 16 SA pourraient *rattraper* leur retard, favorisées par une meilleure connaissance du système de soins, un niveau d'études en moyenne plus élevé, une meilleure couverture sociale, une meilleure compliance aux prescriptions… Enfin, et c'est ce qui paraît le plus probable, on a vu (chapitre 7) que les femmes consultant avant 16 SA présentaient davantage d'antécédents médico-obstétricaux que les autres (p=0,043 après ajustement), ce qui laisse supposer qu'elles pouvaient être davantage candidates à une intervention.

Mais un ensemble d'événements intercurrents à la grossesse peuvent influencer plus directement l'issue de celle-ci. Sans parler encore de contexte psychologique ou social, quelques auteurs s'étaient intéressés au nombre optimal de consultations prénatales qu'il fallait effectuer. En particulier, certaines études avaient recherché un lien entre nombre de visites et issue de grossesse [2,10,12,17,25,26]. Quoique des résultats significatifs aient parfois été montrés, notre travail n'a pas tenu compte du nombre de consultations prénatales et ce, pour trois raisons essentielles :

1. les politiques de santé périnatale ne reposent pas sur des critères scientifiquement établis, par conséquent on ne sait pas quel doit être le « bon » nombre de visites prénatales [38];

2. les femmes effectuant un nombre de visites plus élevé sont en général des femmes de niveau socio-économique favorable et à plus faible risque périnatal ;

3. le lien entre un nombre de consultations insuffisant et une issue de grossesse compliquée n'est pas si évident à montrer en raison de ce que les anglo-saxons appellent le *preterm effect bias*, c'est à dire le biais par effet de prématurité. Une femme peut n'avoir pas effectué le nombre requis de visites parce que, ayant accouché prématurément, elle n'en a simplement pas eu le temps !

Pour pallier à cette dernière difficulté, divers indices mesurant l' « adéquation du suivi » ont été mis au point [1,35], tenant compte à la fois du terme de la première consultation prénatale, du nombre de visites effectuées, et de l'âge gestationnel à l'accouchement. Certains d'entre eux ont ainsi permis de voir qu'une issue de grossesse défavorable pouvait aussi bien être liée à une *insuffisance* de suivi qu'à un *excès*. Mais là encore, reste à trouver la norme.

Récemment, plusieurs auteurs ont abordé la question sous un autre angle, se demandant s'il devait exister un « standard », ou si la prise en charge pouvait varier selon le niveau de risque de la grossesse. Peut-on suivre indistinctement et de la même manière une grossesse à « bas risque » et une grossesse à « haut risque » ? Répondre à cette question exige préalablement de préciser le sens du « haut risque » et du « bas risque ».

Le bas risque étant défini par exclusion [28], reste à déterminer ce que pourrait être le « haut risque ». On a tenté d'aborder le haut risque comme les accouchements avant 33 SA ou les naissances d'enfants pesant moins de 1500 grammes [42]. Or, la définition du haut risque devrait être beaucoup plus large ; elle inclut des situations parfois hétérogènes nécessitant des mesures de prévention spécifiques [41,43]. A titre d'exemple, pourraient être compris dans le haut risque : la pathologie hypertensive ou diabétique avec leurs complications respectives, le transfert du nouveau-né en réanimation néonatale, le risque infectieux, … L'hypotrophie trouve deux origines distinctes (prématurité ou retard de croissance intra-utérin), et l'aspect *préventif* de sa prise en charge doit en tenir compte. Dans notre série, près de 28 % des hypotrophes et 1/3 des nouveaux-nés transférés étaient nés à terme.

Pourtant, cette définition élargie, plus complexe, du haut risque est encore insuffisante. Le risque n'y est abordé que d'un point de vue strictement médical, alors qu'il existe des situations de détresse psychologique ou sociale jouant un rôle péjoratif sur la santé périnatale et susceptibles de compromettre la future relation parents-enfants [8].

Issus de modèles de régression logistique, des indices permettent de « chiffrer » le risque en tenant compte de multiples facteurs [28]. Mais la valeur prédictive réelle de ces indices, ainsi que leur généralisation à des populations différentes de celles à partir desquelles ils ont été élaborés, restent à évaluer.

Ainsi donc, cette tentative de rationaliser les soins périnataux à travers une définition simple et efficace du risque apparaît au mieux non encore achevée, au pire, difficilement réalisable. Un certain nombre d'essais effectués aux Etats-Unis et en Amérique du Sud ont étudié l'effet d'un allègement du suivi prénatal (moins de visites mais avec des objectifs mieux définis), sa prise en charge par des sages-femmes ou omnipraticiens (plutôt que par des obstétriciens), sans mettre en évidence une différence significative sur l'issue de la grossesse [7,9,12,31,40,49]. Bien que certains aspects méthodologiques restent discutables (notamment la constitution des groupes essai et contrôle, leur comparabilité, ou encore de potentiels effets de *contaminations méthodologiques* entre les groupes), ces résultats laissent à penser que d'une part, les moyens consacrés aux soins prénataux dans les grossesses à bas risque pourraient être réduits sans en affecter l'issue, et redistribués dans le cadre d'un suivi multidisciplinaire pour les grossesses à haut risque ; d'autre part, on ne connaît toujours pas les modalités précises d'une surveillance *idéale,* optimale, établie sur des critères scientifiques rigoureux.

Mais cette surveillance idéale, existe-t-elle réellement ? Le graphique 13 permet de comparer les taux de mortalité périnatale en Europe en 1994. Malgré des systèmes de soins très différents, les écarts observés restent relativement modestes, et il y a lieu de se demander si des différences aussi faibles ne s'expliqueraient pas davantage par la volonté de ces pays de rapprocher et d'harmoniser leur niveau de vie socio-économique [5,37,50]. On a constaté par ailleurs que la mortalité périnatale s'élevait en même temps que diminuaient le PNB par habitant et le pourcentage de femmes d'âge adéquat inscrites dans l'enseignement supérieur.

Graphique 13: Taux de mortalité périnatale en 1994 (Sources: EUROSTAT, 1997).

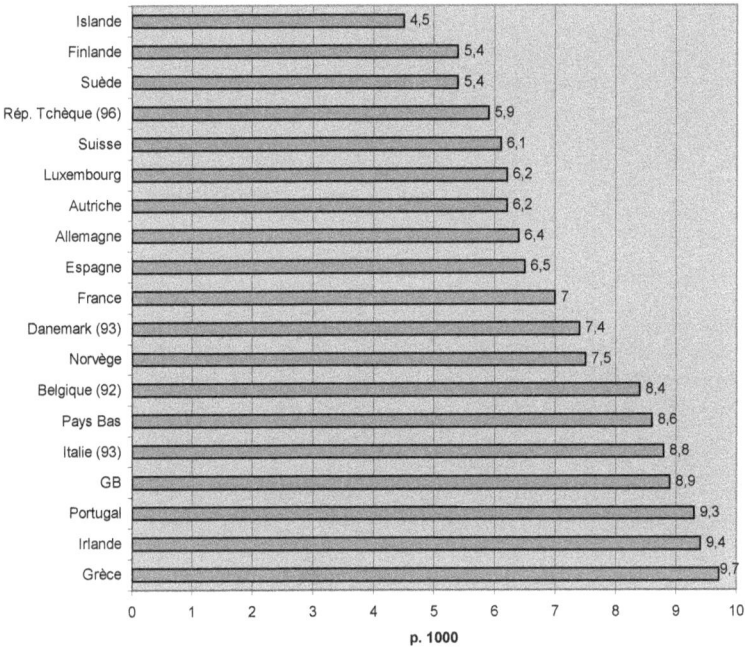

Par conséquent, l'amélioration de la santé périnatale exigerait sans doute bien plus qu'une simple réforme du suivi médical des femmes. Certes, le *système de soins* est probablement l'élément de progrès sur lequel il est plus « facile » d'intervenir [39]. Néanmoins, c'est le contexte psychologique, familial, social et économique qui pèseront tant sur le déroulement et l'issue de la grossesse, que sur la future relation avec l'enfant [24].

CONCLUSION

Notre étude a relevé un lien significatif entre certains indicateurs de morbidité périnatale (prématurité, hypotrophie et transfert du nouveau-né en réanimation néonatale) et un suivi tardif de grossesse.

Or, bien que les modalités de la surveillance prénatale ne soient pas fondées sur des bases scientifiques rigoureuses, un suivi « non-conforme » aux divers schémas admis peut révéler un contexte psycho-socio-économique difficile, susceptible de jouer un rôle péjoratif sur le déroulement de la grossesse, son issue, et l'*après*.

Les diverses comparaisons européennes en termes de santé périnatale ont abouti au constat suivant : des systèmes très différents permettent d'obtenir des résultats très proches (mais la « perfection » -risque zéro- n'est, elle, jamais atteinte). Tout se passe comme si les systèmes valaient davantage par leur contenu (l'offre de soins disponible et capable de répondre à un besoin) que par l'aménagement de celui-ci. En d'autres termes, ce n'est pas tant le nombre de visites, le respect rigoureux d'un calendrier, ou le type de soignant s'occupant de la grossesse qui comptent, mais plutôt la capacité de dépister, diagnostiquer et traiter les problèmes à temps.

Mais ne ramener ces problèmes qu'au seul domaine médical serait une erreur. C'est pourquoi il a été proposé un encadrement multidisciplinaire de la grossesse où pourraient, selon les besoins, intervenir des acteurs très divers tels que psychologues, diététiciennes, assistantes sociales, médecins spécialistes, sages-femmes, omnipraticiens, médiateurs culturels, travailleurs sociaux et autres associations, constituant ainsi un véritable réseau autour d'un « coordonnateur » formé auquel la future-mère aurait choisi d'accorder sa confiance. A cela s'ajouterait encore la création de structures de soutien à domicile ou de centres d'hébergement pour les plus défavorisées.

En Guyane, la santé périnatale semble bien améliorée depuis quelques décennies, mais il reste encore beaucoup à faire. En 2000, la mortalité périnatale (17,8 p.1000) et la mortalité infantile (12,4 p.1000) atteignaient près de trois fois les taux de la métropole (respectivement 6,5 p.1000[1] et 4,4 p.1000). La tâche paraît toutefois ardue dans ce département français où l'offre de soins et de services est incontestablement insuffisante ; où la maîtrise du territoire demeure imparfaite, inachevée, freinant le progrès dans certaines zones trop enclavées ; et où les efforts d'ouverture, de communication et de compréhension entre les différentes populations sont tout juste amorcés. Quoi qu'il en soit, la Guyane n'exerce pas moins une certaine attractivité sur les pays voisins. Elle tient parfaitement sa place dans une région dont, à l'avenir et par le biais de la coopération, elle pourrait contribuer à améliorer l'état sanitaire. Conséquence de sa « continentalité », c'est là sans doute une nouvelle condition, originale mais nécessaire, à son propre développement.

---

[1] Donnée de 1999

ANNEXES

Annexe 1 : Naissances déclarées à Cayenne en 2000 (comparaison des données de l'INSEE à l'échantillon du CHC)

Age des mères :

Age	Moyenne	Variance	Effectifs
INSEE	27,89	46,78	2651
CHC	27,01	49,26	472

p<0,02

Age	INSEE	CHC
<20	338	82
20-24	555	96
25-29	661	127
30-34	600	92
35-39	362	51
>39	135	24
Total	2651	472

p<0,025

Zone de résidence :

	INSEE	CHC
Cayenne	1398	255
IDC	739	114
IDK	178	26
Intérieur	59	12
Maroni	211	48
Oyapock	66	13
Total	2651	468

p voisin de 0,25

Statut marital :

	INSEE	CHC
Mariée	553	60
Célibataire	2098	288
Total	2651	348

p voisin de 0,10

Annexe 2 : Naissances domiciliées déclarées en Guyane en 2000 (comparaison des données de l'INSEE à l'échantillon du CHC)

Age des mères :

Age	Moyenne	Variance	Effectifs
INSEE	27,29	46,91	5149
CHC	27,01	49,26	472

p voisin de 0,41

Age	INSEE	CHC
<20	756	82
20-24	1152	96
25-29	1236	127
30-34	1100	92
35-39	625	51
>39	225	24
Total	5094	472

p voisin de 0,25

Zone de résidence :

	INSEE	CHC
Cayenne	1441	255
IDC	781	114
IDK	936	26
Intérieur	64	12
Maroni	1752	48
Oyapock	175	13
Total	5149	468

$p < 10^{-3}$

Statut marital :

	INSEE	CHC
mariée	883	60
célibataire	4211	288
Total	5094	348

p voisin de 0,9

Annexe 3 : Comparaison des femmes incluses et non-incluses dans les analyses multivariées finales

	observations complètes	non-réponses	p
Age			
m +/- sd	26,5 +/- 7,0	27,6 +/- 6,8	0,106
<20 ans	54	26	0,104
20-34 ans	170	142	
>34 ans	40	33	
Ethnie			0,117
Créoles, Métropolitaines	82	77	
Brésiliennes	39	21	
Haïtiennes	60	30	
Autres Guyanes	48	41	
Divers	35	29	
Zone géographique			0,019
littoral	231	158	
intérieur	32	40	
Niveau d'études			0,408
néant, primaire	69	18	
>primaire	139	47	
Travail de la femme			0,307
oui	50	44	
non	209	145	
Prés. attest. couv. soc			0,72
oui	192	144	
non	65	45	
Statut marital			0,379
mariée	48	11	
célibataire	216	68	
Parité			
m +/- sd	1,9 +/- 2,1	1,8 +/- 2,1	0,703
nullipares	80	59	0,824
parité 1-3	137	109	
parité >3	47	32	
Terme de la 1ère CPN			
m +/- sd	16,0 +/- 7,0	15,8 +/- 7,5	0,879
<16 SA	141	57	0,478
>=16 SA	123	42	
Nombre de visites			
m +/- sd	6,4 +/- 2,6	6,2 +/- 2,1	0,51
>=7	117	65	0,73
<7	128	66	
Nombre d'échographies			
m +/- sd	2,7 +/- 1,1	2,7 +/- 1,2	0,817
>=3	144	101	0,875
<3	112	81	

Mode de suivi			0,003
secteur public	196	122	
médecine libérale	62	71	
Terme de l'accouchement			
m +/- sd	38,0 +/- 3,1	38,2 +/- 2,4	0,39
>=37 SA	227	175	0,736
<37 SA	37	26	
Mode d'accouchement			0,592
voie basse normale	203	151	
césarienne/instruments	61	51	
Poids du NN			
m +/- sd	3056,3 +/- 719,0	3042,1 +/- 633,9	0,824
>=2500 g	225	170	0,695
<2500 g	37	31	
Transfert réa néonat			0,174
non	225	116	
oui	39	29	

Bibliographie :

1. Alexander G.R., Tompkins M.E., Petersen D.J., Weiss J. Source of Bias in Prenatal Care Utilization Indices : Implications for Evaluating the Medicaid Expansion. Am J Public Health. 1991; 81:1013-1016

2. Amini S.B., Catalano P.M., Mann L.I.. Effect of Prenatal Care on Obstetrical Outcome. The Journal of Maternal-Fetal Medicine. 1996; 5:142-150

3. Agence Nationale pour le Développement de l'Evaluation Medicale. Guide de surveillance de la grossesse. Paris, 1996

4. Annino M.C., Tamet J.Y., Pradat E. Le suivi des familles qui effectuent une déclaration tardive de grossesse par le service de protection maternelle et infantile de la Loire. Point Santé Enfance.1994 ; 37: 20-26

5. Backe B., Buhaug H. Societal costs of antenatal and obstetrical care. Acta Obstet Gynecol Scand. 1994; 73: 688-694

6. Barret et coll. Atlas illustré de la Guyane, IRD Editions, 2001

7. Belizan J.M., Barros F., Langer A., Farnot U., Victora C., Villar J., et al. Impact of health education during pregnancy on behavior and utilization of health resources. Am J Obstet Gynecol. 1995; 173:894-9

8. Belizan J.M., Farnot U., Carroli G., Al-Mazrou Y. Antenatal care in developing countries. Paediatric and Perinatal Epidemiology. 1998; 12 (Suppl n° 2):1-3

9. Binstock M.A., WoldeTsadik G. Alternative Prenatal Care: Impact of Reduced Visit Frequency, Focused Visits and Continuity of Care. The Journal of Reproductive Medicine. 1995; 40:507-512

10. Blondel B., Marshall B. Poor antenatal care in 20 French districts: risk factors and pregnancy outcome. J Epidemiol Community Health. 1998; 52:501-506

11. Blondel B. Pourquoi y a-t-il encore des grossesses peu ou pas suivies? Dossiers d'Obstétrique. 1996 ; 241 :3-7

12. Blondel B., Grandjean H. Prise en charge des femmes enceintes et des nouveaux-nés dans les grossesses à bas risque : Bilan de la littérature. J Gynecol Obstet Biol Reprod. 1998 ; 27 (Suppl n° 2): 8-20

13. Blondel B., Bréart G., du Mazaubrun C., Badeyan G., Wcislo M., Lordier A., Matet N. La situation périnatale en France : Evolution entre 1981 et 1995. J Gynecol Obstet Biol Reprod. 1997 ; 26: 770-780

14. Bouyer J., Hémon D., Cordier S., Derriennick F., Stücker I., Stengel B., Clavel J. Epidémiologie: Principes et méthodes quantitatives. Paris : Les Editions INSERM, 1993

15. Bouyer J. Méthodes statistiques en médecine et biologie. Paris : Les Editions ESTEM, 1996

16. Cardoso T. La mortalité périnatale en Guyane : des risques qui compromettent la vie. Antiane Eco n° 35, septembre 1997

17. Collaborative Group on Preterm Birth Prevention. Multicenter randomized, controlled trial of a preterm birth prevention program. Am J Obstet Gynecol. 1993; 169: 352-66

18. Czernichow P., Chaperon J., Le Coutour X. Epidémiologie. Paris : Masson, 2001

19. Delcroix M., du Massegnet B.G. Décision en gynécologie obstétrique. Paris : Maloine, 2001

20. Direction de la recherche, des études, de l'évaluation et des statistiques (DREES). Etat de santé, offre de soins dans les départements d'Outre-mer : Guadeloupe, Guyane, Martinique, Réunion. Série Etudes, Document de travail n° 14, juin 2001

21. Direction de la recherche, des études, de l'évaluation et des statistiques (DREES). La situation périnatale en France en 1998. Etudes et Résultats, n° 73, juillet 2000

22. Galot M. Pauvreté précarité et facteurs d'exclusion. 4è conférence régionale de santé en Guyane (18/01/2001)

23. Getting started with stata 7 for windows, stata press, 2001

24. Gill A. The socioeconomic impact of preterm delivery. Front Horm Res. 2001; 27: 1-9

25. Gissler M., Hemminki E. Amount of antenatal care and infant outcome. Eur J Obstet Gynecol Reprod Biol. 1994; 56: 9-14

26. Goldenberg R.L., Davis R.O., Copper R.L., Corliss D.K., Andrews J.B., Carpenter A.H. The Alabama Preterm Birth Prevention Project. Obstet Gynecol. 1990; 75: 933-939

27. Gomez-Olmedo M., Delgado-Rodriguez M., Bueno-Cavanillas A., Molina-Font J.A., Galvez-Vargas R. Prenatal care and prevention of preterm birth: A case control study in southern Spain. European Journal of Epidemiology. 1996; 12: 37-44

28. Grandjean H., Arnaud C., Taminh M., Blondel B. Prise en charge des femmes enceintes et des nouveaux-nés dans les grossesses à haut risque. J Gynecol Obstet Biol Reprod. 1998; 27 (Suppl n° 2): 21-36

29. Guillement M. Les caractéristiques démographiques de la population en Guyane, d'après le recensement de 1999. 4è Conférence régionale de santé en Guyane (18/01/2001)

30. Haut Comité de Santé Publique. La sécurité et la qualité de la grossesse et de la naissance : pour un nouveau plan périnatalité. Rennes : les éditions ENSP, 1994

31. Heins H.C., Nance N.W., McCarthy B.J., Efird C.M. A Randomized Trial of Nurse-Midwifery Prenatal Care to Reduce Low Birth Weight. Obstet Gynecol. 1990; 75: 341-345

32. Ibrahim S.A., Babikert A.G., Amin I.K., Omer M.I.A., Rushwan H. Factors associated with high risk of perinatal and neonatal mortality: an interim report on a prospective community-based study in rural Sudan. Paediatric and Perinatal Epidemiology. 1994; 8: 193-204

33. INSEE. Recensement de la Population, mars 1999

34. INSEE Antilles-Guyane. Les projections de population aux Antilles-Guyane à l'horizon 2030. Les Cahiers de l'INSEE, novembre 2001

35. Kotelchuck M. The Adequacy of Prenatal Care Utilization Index : Its US Distribution and Association with Low Birthweight. Am J Public Health. 1994; 84: 1486-1489

36. Kremp O. Protection prénatale, Mortalité périnatale. La Revue du Praticien. 1998 ; 48 : 1233-1238

37. Kremp O., Cavillon-Delamezière G., Omanga-Leke M.L., Vural M., Saygili A., Risbourg B. Les soins périnatals en Europe. J Pediatr Puériculture. 1998 ; 11: 92-97

38. Lindmark G., Berendes H., Meirik O. Antenatal care in developed countries. Paediatric and Perinatal Epidemiology. 1998; 12 (Suppl 2): 4-6

39. Malatre X. L'offre de Soins et de Prévention et les grands problèmes de prévention en Guyane. 4è conférence régionale de santé en Guyane (18/01/2001)

40. McDuffie RS, Beck A., Bischoff K., Cross J., Orleans M. Effect of Frequency of Prenatal Care Visits on Perinatal Outcome Among Low-Risk Women, A Randomized Controlled Trial. JAMA. 1996; 275: 847-851

41. McCaw-Binns A., La Grenade J., Ashley D. Under-users of antenatal care: a comparison of non-attenders and late attenders for antenatal care, with early attenders. Soc Sci Med. 1995; 40 (7): 1003-1012

42. Papiernik E. Les différentes modalités d'organisation des soins périnataux en fonction du contexte de la démographie et des contraintes budgétaires. J Gynecol Obstet Biol Reprod. 1998; 27 (Suppl n° 2): 76-84

43. Pennehouat G., Louis E., Guilbaud O., Hadjaj-Djomande J., Frech M., Khider W. et al. Surveillance de la grossesse : Pourquoi ? Par qui ? Gynécologie Internationale. 1998 ; 7 (9) : 294-301

44. Région Sanitaire Antilles-Guyane, Service Statistique. Périnatalité aux Antilles-Guyane : un problème de santé publique ? Info-Santé n° 8, juillet 2001

45. Ruff B. La Guyane aujourd'hui. Les Editions Jaguar, 1997

46. Rumeau-Rouquette C., Blondel B., Kaminski M., Bréart G. Epidémiologie : Méthodes et Pratiques. 5è tirage. Paris, Médecine-Sciences Flammarion, 1999

47. Sankalé-Suzanon J., Le Hesrant J.Y., Cape M.N., Patient G. Evaluation du programme de périnatalité en Guyane (années 1984-1990). Les Dossiers de l'Obstétrique. 1992 ; 199 (31-35)

48. Service des Statistiques, des études et des systèmes d'information (SESI). La naissance en France en 1995, enquête nationale périnatale. Informations rapides, n° 80, octobre 1996

49. WHO Antenatal Care Trial Research Group. Who should provide routine antenatal care for low-risk women, and how often? A systematic review of randomised controlled trials. Paediatric and Perinatal Epidemiology. 1998; 12 (Suppl n° 2): 7-26

50. Zeitlin J. Les différentes modalités d'organisation des soins périnataux à l'étranger. Prise en charge des grossesses à risque d'accouchement prématuré en Europe. J Gynecol Obstet Biol Reprod. 1998; 27 (Suppl n° 2): 62-69

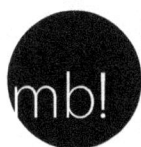

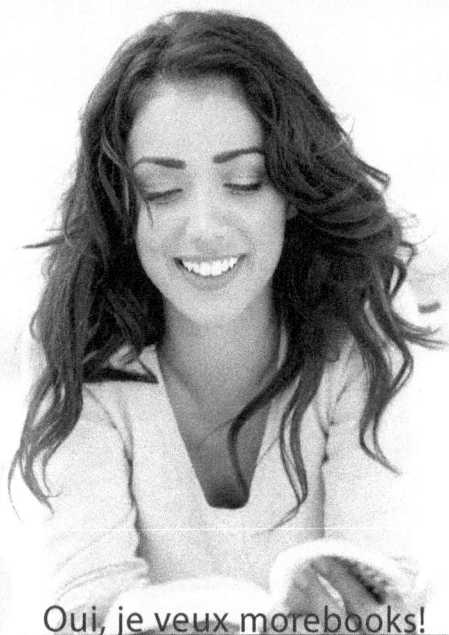

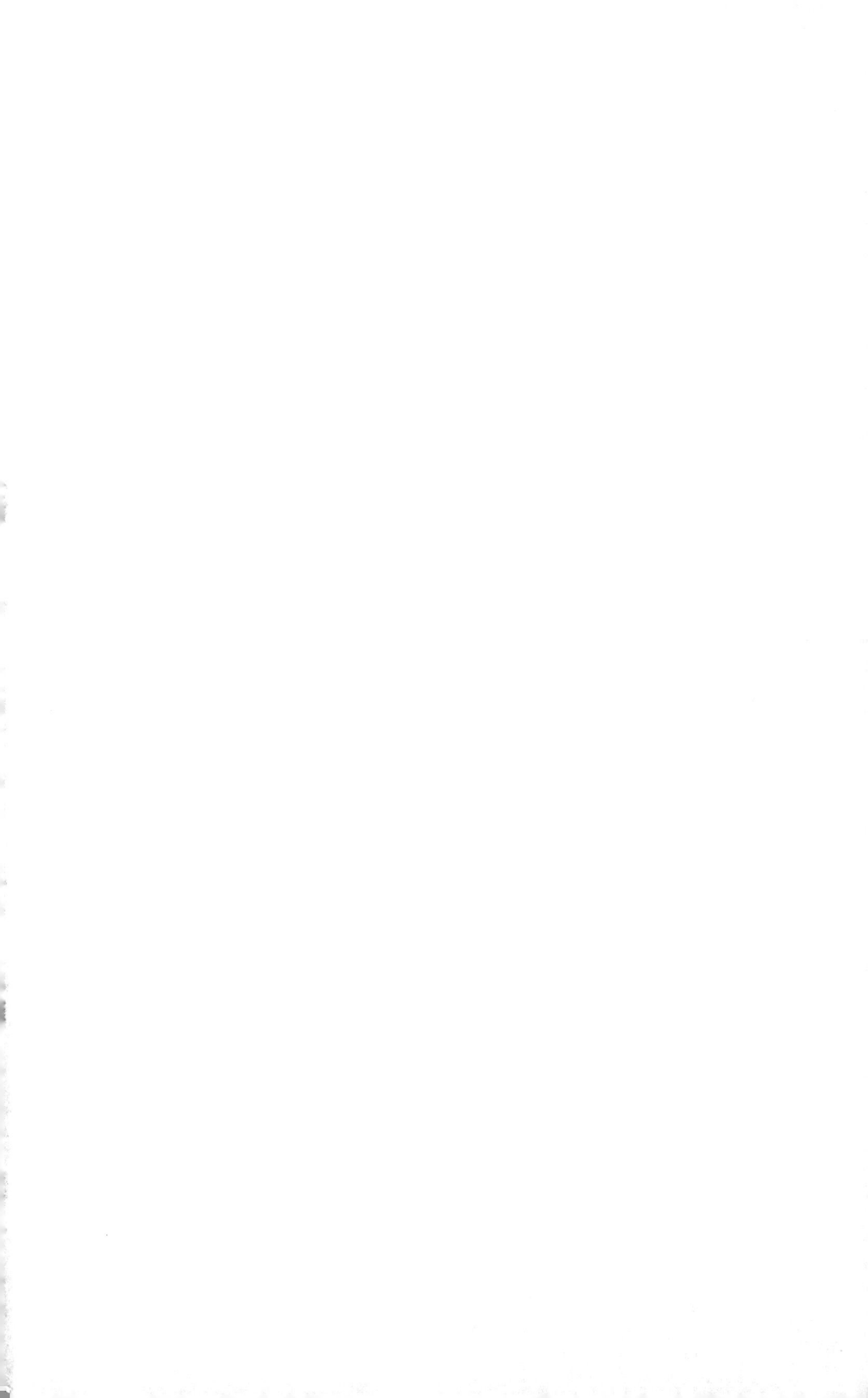

www.ingramcontent.com/pod-product-compliance
Lightning Source LLC
Chambersburg PA
CBHW021119210326
41598CB00017B/1499